MyEasyTest:
Ecografi e Sonde

Nozioni tecniche e funzionali su ecografi e trasduttori ad ultrasuoni

Versione economica in bianco e nero con immagini a colori visibili sul sito www.myeasytest.com

Autori:
Dott. Giuseppe Felitti
Dott. Stefano Bovani

Illustrazioni, grafica, impaginazione: Giuseppe Felitti
Testi scritti: Giuseppe Felitti, Stefano Bovani

Website: www.myeasytest.com
Email: info@myeasytest.com

ISBN: 978-0-244-39623-7

Note importanti: l'ecografia così come tutte le discipline mediche sono in costante cambiamento, seguendo sviluppi e migliorie grazie all'utilizzo di nuove e acquisite conoscenze e/o tecniche che accompagnano da sempre lo sviluppo di nuove tecnologie. Per questo gli autori così come gli editori precisano che questo manuale si riferisce allo stato di conoscenza tecnico/medica acquisita al momento della pubblicazione.

Questo non implica e non coinvolge gli autori/editori che sono sollevati da qualsiasi responsabilità rispetto alle applicazioni tecniche descritte in questo manuale: il lettore deve esaminare attentamente tutte le indicazioni necessarie e consultarsi con gli specialisti per qualsiasi possibile controindicazione legata alla non univocità dei pazienti oggetto di studio. Ogni tecnica ecografica descritta in questo libro è strettamente legata al suo utilizzatore che di fatto si assume la piena responsabilità rischio di ogni metodica impiegata. Gli autori ed editori invitano i lettori a segnalare eventuali inaccuratezze o errori trovati in questo lavoro, e a segnalarci gentilmente agli stessi, grazie.

Ogni riferimento a nomi, prodotti, brevetti, tecniche, patenti citate in questi libro sono di esclusiva proprietà dei rispettivi marchi registrati e dei rispettivi autori.

Parte delle immagini presenti in quest'opera sono state gentilmente concesse e autorizzate dai produttori GE Healthcare, Philips, Hitachi.

Prefazione

Gentile Lettore-Lettrice,

l'utilizzo degli strumenti ecografici nel mondo segue un trend in continua crescita sulla diffusione delle apparecchiature ecografiche e delle figure professionali abilitate all'utilizzo degli ultrasuoni, come ad es. il Sonographer. Questo grande, odierno dispiegamento di operatori sanitari e dispositivi professionali è stato senza dubbio facilitato sia dallo sviluppo tecnologico che dall'offerta commerciale.

Dal punto di vista tecnico abbiamo visto migliorare gli ecografi in termini di affidabilità, features, portabilità. Dal punto di vista prettamente commerciale abbiamo invece piacevolmente assistito ad un contenimento dei prezzi, creando di fatto una moltitudine di offerte appetibili: dal mini ecografo "entry-level" fino ai "top di gamma" professionali. Tale rivoluzione tecnico-commerciale rende di fatto possibile l'acquisto di un ecografo moderno persino ad uno studente, cosa impossibile fino a qualche anno addietro. Sicuramente i vecchi lettori avranno sognato durante il loro percorso di studi anche solo la possibilità di poter valutare un'ipotesi come questa: i colleghi di adesso invece avranno la consapevolezza di questo progresso. Questo manuale vuole essere la prima porta d'ingresso verso il mondo degli ecografi e delle sonde ecografiche: infatti gli Autori non hanno la pretesa di fornire ai lettori un'opera prettamente tecnica o accademica, ma bensì un libro che renda possibile la comprensione degli elementi funzionali base di un ecografo e i parametri tecnici, valutando inoltre i trasduttori da adoperare, in modo facile e semplice. L'obiettivo sarà quindi rendere più accessibile ai principianti l'utilizzo di un moderno ecografo.

Dott. Giuseppe Felitti, Dott. Stefano Bovani.

ATTENZIONE: tutte le informazioni contenute in questa opera sono rivolte ai professionisti della salute, dottori e personale sanitario che desiderano approfondire le proprie conoscenze tecnico-sanitarie. Tutte le informazioni contenute non sono da considerarsi complete invitando il lettore ad approfondire gli argomenti trattati: gli argomenti trattati sono presenti principalmente per scopo educativo e informativo. Metodiche, indicazioni, formule, valori, descrizioni sono tutte suscettibili a modifiche e/o cambiamenti nel tempo dovute al continuo progresso tecnologico in ambito tecnico-sanitario: tutte le informazioni contenute in questa opera dovranno essere confermate prima dell'uso. Gli autori di questa opera non si assumono eventuali responsabilità per lesioni e danni a persone e/o terzi derivanti dall'uso di una qualsiasi informazione, idea, proposta, prodotto, istruzioni contenute in tutti i materiali forniti.

La Collana MyEasyTest

Pubblicati:

MyEasyTest: Ecografia del Cuore (disponibile sia bianco/nero che a colori)

MyEasyTest: Ecografi e Sonde (disponibile sia bianco/nero che a colori)

Prossime pubblicazioni:

MyEasyTest: L'ECG Moderno

MyEasyTest: Fisica degli Ultrasuoni

MyEasyTest: Anatomia Ecocardiografica

MyEasyTest: Ecografia Vascolare

MyEasyTest: Il Sonographer

Sommario

Ecografi

L'influenza dell'imaging diagnostico è in costante crescita: le malattie vengono rilevate precocemente e i trattamenti diventano più efficaci, grazie all'utilizzo dei moderni dispositivi ad ultrasuoni e dalle loro diverse conformazioni, la comunità scientifica ha raggiunto risultati impensabili fino a pochi anni fa.

L'ecografo è definito come l'apparecchio utilizzato per eseguire prevalentemente ecografie in diagnostico, ma viene utilizzato anche per medicina operativa come posizionamento di cateteri vascolari o biopsie "ecoguidate".

Tipologie di Ecografi

Le tipologie di apparecchio ecografico possono essere distinte secondo diversi criteri di classificazione. Ad esempio in base all'ergonomia:

1) Ecografo portatile
2) Ecografo ultraportatile / palmare
3) Ecografo carrellato

Inoltre è possibile suddividere gli ecografi anche in base alle caratteristiche tecniche significative come:

1) Ecografo in bianco e nero
2) Ecografo in bianco e nero con modalità doppler
3) Ecografo color doppler

Ulteriori classificazioni sono ad esempio in base alla destinazione d'uso, ad esempio:

1) Ecografi con protocolli per umani (es. organi interni, muscoli, gravidanza, tendini, lesioni, altro) con pacchetti software multidisciplinari come Addome, Ostetrico (es. feto), Piccole Parti, Ginecologia, Ortopedia, Cardiologia (es. struttura cardiaca), Urologia (es. prostata), Vascolare
2) Ecografi con protocolli per veterinari

Ecografo portatile

Tra i più diffusi, sono dispositivi contraddistinti da caratteristiche di leggerezza e dimensioni contenute che ne fanno la scelta d'elezione specie in ambito domiciliare o in clinica (solitamente accompagnati da un carrello accessorio). Implementano una batteria ricaricabile che spesso è estraibile, 2 porte sonda e usualmente uscite usb / lan / vga / video / stampante. Le dimensioni dei display sono misurati in pollici: solitamente partono dai 10" fino ai 15" solitamente.

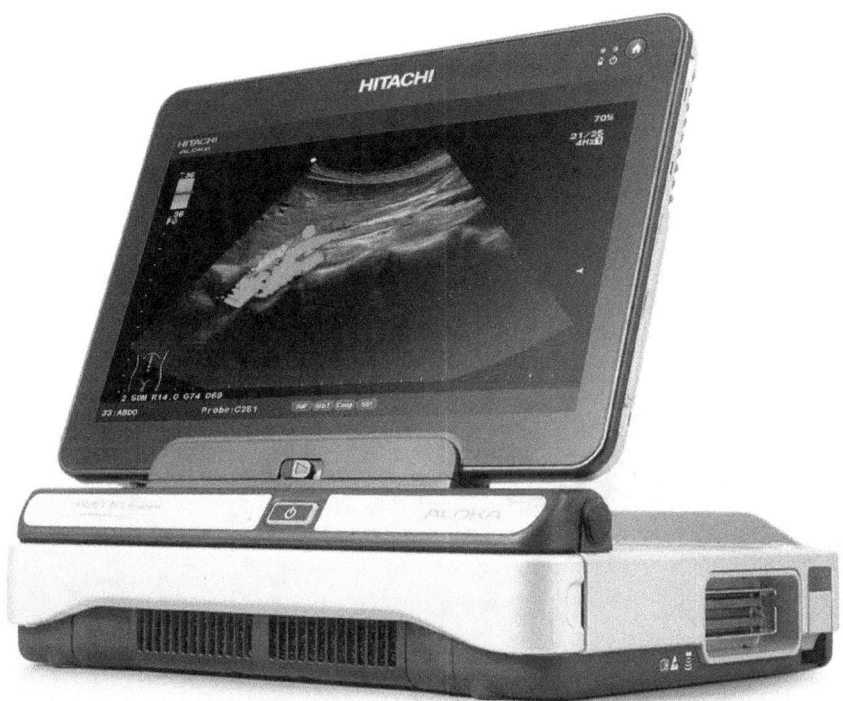

Fig. Esempio di ecografo portatile (Hitachi "Arietta prologue")

Ecografo palmare

Trattasi di dispositivi ultra leggeri e compatti, tascabili, in grado di essere adoperati con il palmo della mano. Il loro impiego ne permette l'utilizzo ospedaliero in vari ambiti come emergenza, pronto soccorso, medicina d'urgenza, terapia intensiva, cardiologico direttamente al letto del paziente o a domicilio per visite ambulatoriali.

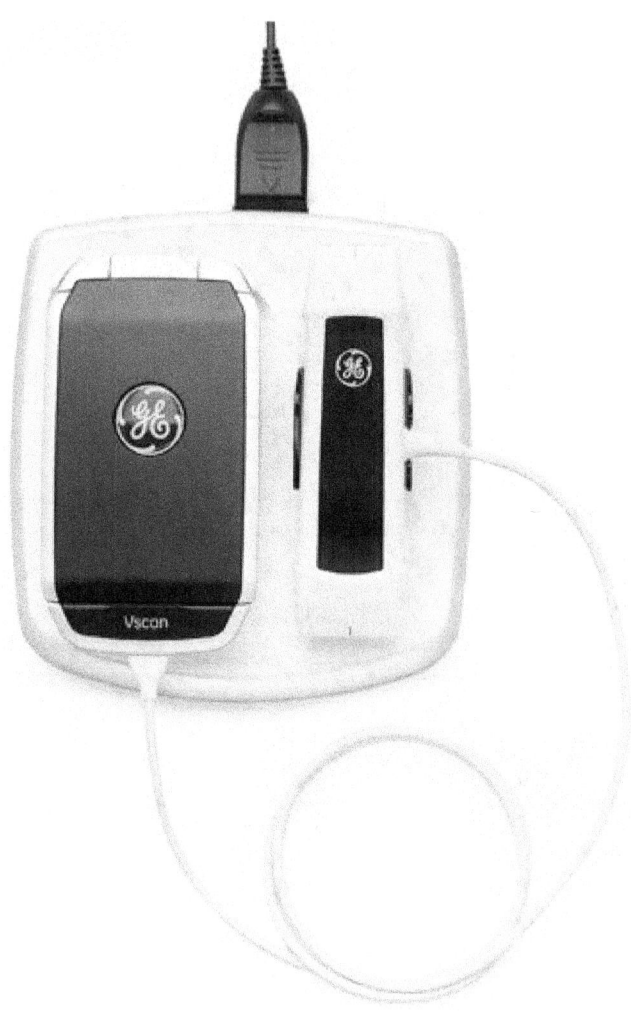

Fig. Esempio di ecografo palmare con sonda duale (GE "Vscan" con Dual Probe)

Ecografo carrellato

Solitamente rappresentano il top di gamma, dalle prestazioni più elevate, con ingombro maggiore. Implementano più porte sonda, oltre alle classiche uscite multimediali (es. porte usb, lan, vga, video, stampante) o per dispositivi esterni (es. ecg). Le dimensioni dei display partono dai 18" fino ai 22" solitamente, anche con touch-screen. Questi dispositivi sono movimentabili grazie alle ruote sottostanti.

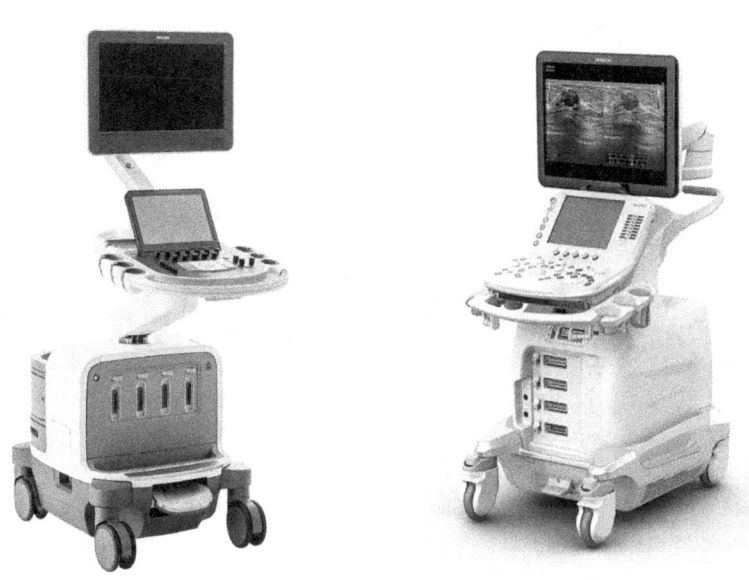

Fig. Esempio di ecografo carrellato (Philips "Epiq 7" a sinistra, Hitachi "Arietta" a destra)

Ecografo in bianco e nero

Solitamente sono gli apparecchi entry-level che in alcuni casi includono la modalità Doppler Pulsato (PW) utile ad esempio in ambito vascolare per l'informazione spettrale e acustica generata in tempo reale, determinando ad esempio i flussi di avvicinamento e allontanamento.

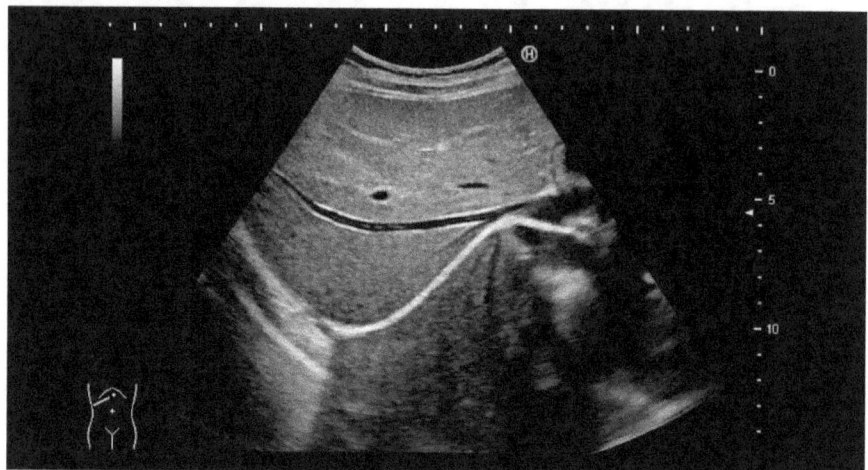

Fig. Esempio di imaging con ecografi in bianco e nero (Hitachi)

Ecografo color doppler

Gli ecografi color-doppler aggiungo l'informazione del colore in tempo reale, permettendo di visualizzare chiaramente flussi in avvicinamento alla sonda (rosso) o in allontanamento (blu), combinando altre modalità come ad es. il doppler pulsato (PW) o il doppler continuo (CW).

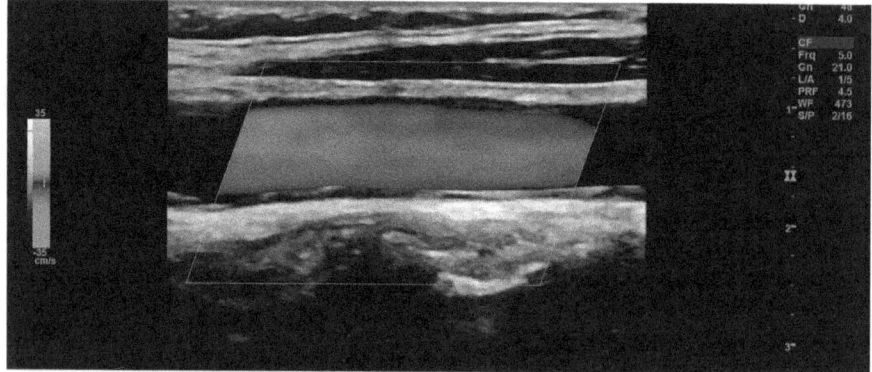

Fig. Esempio di imaging carotide con ecografo color-doppler (GE)

Comandi principali di un Ecografo

Un dispositivo per ecografia si suddivide in più parti, ad esempio in un ecografo portatile si trovano:

- **Unità principale**
  - tastiera alfanumerica
  - tasto accensione/spegnimento
  - comandi TGC
  - comando Gain
  - comando Profondità
  - tasto Zone Focali
  - tasto Zoom
  - tasti B-mode, M-mode
  - tasti Doppler (PW, CW)
  - tasto Color
  - tasti Misurazione
  - tasto Freeze
  - tasto Save
  - tasto Preset
  - tasto Stampa
  - tasto Probe
  - altri comandi
  - trackball
  - altoparlanti
  - porte di connessione
  - porte per sonde ecografiche

- **Schermo**
- **Software**
- **Sonda/e**

1) Unità principale

L'unità principale consiste in un hardware informatico dotato schede elettroniche, porte di connessione e comandi esterni interagibili: da questa il computer pilota il trasduttore generando l'impulso di trasmissione (secondo una precisa sequenza temporale di uscita, sui cristalli del trasduttore) e ricevendo l'eco di ritorno alla sonda focalizzando il segnale ricevuto: i cristalli sono dunque fatti oscillare ed eccitati con una tempistica nota per inviare e ricevere gli echi di ritorno. Il processing di segnale interna all'unità principale è relegato alle schede elettroniche secondo una precisa catena di amplificazione, trattamento, conversione A/D fino ad arrivare al segnale video vero e proprio.

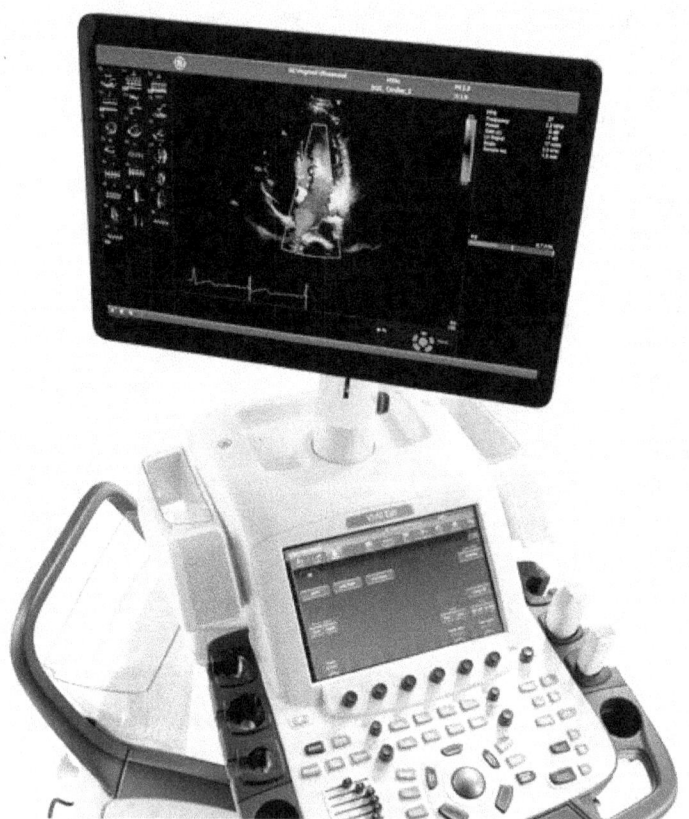

Fig. es. di unità principale ecografica (GE Vivid E95)

Tastiera alfanumerica

La tastiera alfanumerica è necessaria per l'inserimento di informazioni testuali e numeriche come ad es. dati paziente, dati operatore, commenti, calibrazioni, annotazioni sulle misurazioni e altre regolazioni: può essere retroilluminata, così come gli altri tasti e comandi fondamentali.

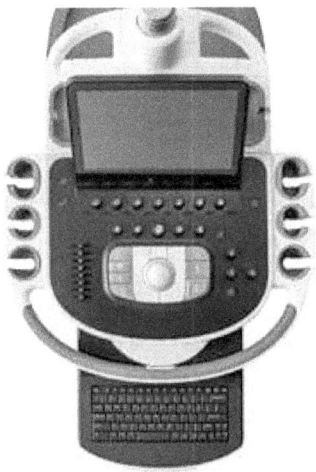

Fig. tastiera alfanumerica (Philips)

Tasto accensione/spegnimento

Il tasto di accensione/spegnimento è solitamente ben riconoscibile: qualora l'ecografo portatile sia sprovvisto di batteria, sarà necessario attivare anche l'eventuale interruttore di corrente presente solitamente sul retro della macchina.

Comandi TGC (Time Gain Compensation)

E' possibile prendere come riferimento la distanza delle strutture anatomiche da visualizzare in base al tempo impiegato dagli echi di ritorno al trasduttore (es. aumentare gli echi sulle strutture in profondità, dove i segnali sono deboli): gli slides superiori si riferiscono al campo visivo più superficiale, mentre gli slides inferiori sono associati al campo visivo posto in profondità del tessuto. Ogni slide spostato verso destra aumenta il TGC, mentre spostandosi verso sinistra il TGC viene diminuito.

Comando Gain

Aiuta a migliorare la ricezione del segnale elettrico evitando di modificare la quantità di ultrasuoni emessi.

Tasto Depth (Profondità)

Con questo tasto si varia la profondità di scansione: se aumentata, le strutture in profondità restituiranno una finestra acustica più omogenea (es. nei pazienti obesi). Se diminuita saranno invece meglio sollecitare le strutture superficiali (es. nei pazienti normotipo).

Tasto Zone Focali

Si utilizza per concentrare e convergere gli ultrasuoni all'interno di una zona focale.

Tasto Zoom (Ingrandimento)

Utile per poter ingrandire un'area della finestra acustica attraverso un'interpolazione elettronica a minor risoluzione.

Tasti B-mode, M-mode

Tasti B-mode (Brightness) e M-mode (Motion) servono a visualizzare rispettivamente l'immagine in 2D con differenti scale di grigi attraverso una sezione anatomica delle strutture oppure per evidenziare con maggiore precisione i movimenti rapidi o sottili delle strutture lungo una linea di scansione settata dall'operatore (spesso visualizzata insieme al B-mode).

E' possibile impostare a video 2 oppure 4 quadranti in modo da poter avere sempre come riferimento un'immagine statica precedentemente acquisita assieme ad un'immagine dinamica.

La modalità M-mode è un'alternativa alla scansione bidimensionale, utile per visualizzare i movimenti delle strutture oggetto d'esame attraversate dalla linea di scansionate posizionata con la trackball, migliorando la precisione di misurazione su strutture anatomiche caratterizzate da veloci movimenti.

Tasto Doppler Pulsato PW

Da utilizzare per azionare il doppler pulsato PW, grazie al quale è possibile studiare il movimento di un flusso di sangue all'interno di un volume campione, lungo la linea di scansione.

L'asse X rappresenta il tempo mentre l'asse Y rappresenta la frequenza doppler, e per poter garantire il calcolo della velocità di flusso occorre fare attenzione all'angolo di insonazione tra il fascio ultrasonico e la direzione del flusso sanguigno. Ad un angolo minore corrisponderà una migliore misura della velocità: tramite gli appositi tasti di regolazione è possibile sistemare profondità e dimensioni del volume campione (solitamente raffigurato con due linee parallele orizzontali tipo "="), oltre che correggere l'angolo di insonazione.

Tasto Doppler Continuo CW

Da utilizzare per azionare il doppler continuo CW: è possibile misurare le alte velocità di flusso lungo la linea di scansione, senza però tuttavia poter localizzare le profondità dei segnali di eco ricevuti.

Tasto Color

Tasto Colore da utilizzare per azionare o meno il doppler colore, muovendo il riquadro contenente l'area anatomica di interesse.

Tasti Misurazione / Set

Tasti per effettuare misurazioni bidimensionali di tipo generico o specifico, calcolare volumi, rapporti, aree o gradienti di pressione anche attraverso protocolli multidisciplinari preimpostati dalla casa produttrice. Spesso è associato ad un pulsante di "Set" utilizzato anche per confermare qualsiasi scelta nel menù a video, muovere la ROI del Color Doppler, ridimensionare l'area colore, zoom, ecc...

Tasto Freeze

Il tasto "Freeze" serve a congelare le immagini sullo schermo in modo da poterle visionare temporalmente con calma (attraverso la trackball) anche al fine di eseguire misurazioni e calcoli. E' possibile salvare immagini statiche (frame 2D) oppure video (clip) per poterli riprodurre successivamente.

Tasto Save

Tasto di salvataggio d'immagine nella memoria interna oppure su supporto esterno (tipicamente pendrive, sd-card, hard disk portatile).

Tasto Preset

Per caricare il protocollo multidisciplinare desiderato

Tasto Stampa

Per utilizzare la stampante video e stampare su apposita carta termica di tipo originale oppure compatibile (più economica).

Tasto Probe (Sonda)

Con questo tasto si può selezionare la sonda desiderata: solitamente gli ecografi professionali hanno almeno 2 porte sonda per poter passare da una sonda all'altra in tempo reale.

Altri comandi

Gli altri comandi sono relativi ad es. su funzioni di scelta della sonda ecografica, di settaggi, cancellazione delle misure/annotazioni, menù di sistema o configurazioni varie.

E' possibile riscontrare le seguenti sigle, magari associate a pulsanti "One-key" qualora esista un tasto fisico dedicato:

- **Clear:** cancellazione relativa a misure, commenti, markers
- **Duplex:** abbinamento tra immagine 2D e Doppler Pulsato in tempo reale.
- **Triplex:** abbinamento tra immagine 2D, Color Doppler e Doppler Pulsato
- **Cine-mode:** modalità di registrazione video e consultazione frame per frame
- **Caliper:** tasto di misurazione generica
- **Body-mark:** tasto per selezionare e posizionare un marker, ossia un simbolo grafico semplificato raffigurante il segmento anatomico oggetto di studio.
- **Steering-angle:** angolo di rotazione regolabile per il doppler pulsato (PW) o per la ROI nel Doppler Colore tramite il color-box inclinato verso il minor angolo di insonazione possibile.
- **HPRF:** Alta Frequenza di Ripetizione Pulsazione, ossia una modalità operativa derivata dal doppler pulsato PW dove gli impulsi sono emessi ad veloce frequenza senza attendere il segnale di ritorno tra un'eco e l'altro raggiungendo una maggiore velocità di misurazione a scapito dell'impossibilità di localizzare la profondità del segnale ricevuto.
- **PRF:** regolare la Frequenza di Ripetizione Pulsata nel Doppler Pulsato PW
- **ECG:** traccia per diagnosticare ritmi cardiaci negli ecografi provvisti di tale funzione

Trackball

La Trackball consente invece lo spostamento di un indicatore al pari del mouse, direttamente su schermo. Ecco alcune tra le numerose funzioni associate all'utilizzo della trackball:

- misurazioni e movimento cursore
- selezione di menù e voci testuali
- riempimento box testuali
- linee di scansione
- posizione di marker e commenti
- posizione del fascio di ultrasuoni
- dimensionamento ROI
- posizionamento ROI doppler colore, doppler pulsato

Altoparlanti

Gli altoparlanti sono il riferimento aggiuntivo utile a valutare il segnale doppler. Sono regolabili dall'interfaccia (abbassare, alzare o mutare il volume)

Porte di Connessione

Sempre sull'unità principale trovano spazio le varie porte di connessione esterne (ad es. usb, vga, ethernet) ed i comandi operatore.

Porte per Sonde Ecografiche

Nel retro dell'ecografo sono presenti solitamente almeno 1-2 porte per la connessione delle sonde ecografiche con sicura.

2) Schermo

Lo schermo è un sistema di visualizzazione comprendente il monitor frontale contenente l'immagine diagnostica in scala di grigi o pseudo-colore, unitamente ad altre informazioni cromatiche associate legate a modalità operativa come ad es. il color-doppler. Si può regolarne l'intensità luminosa o di contrasto tramite tasti fisici.

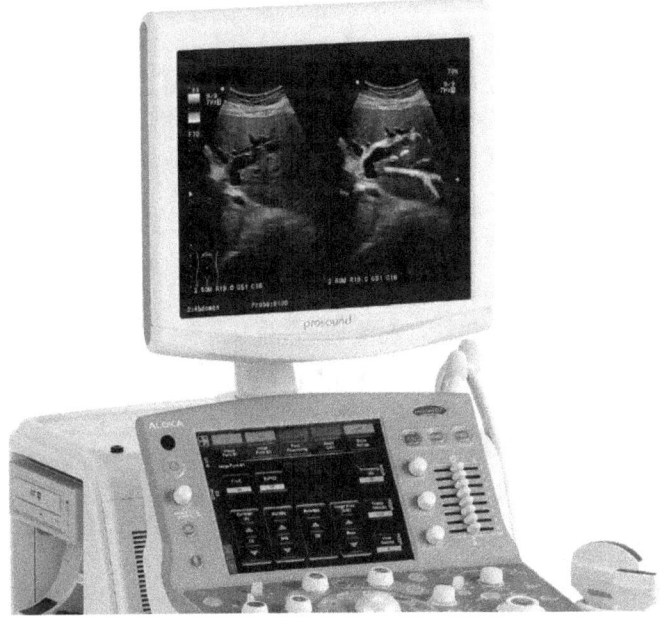

Fig. monitor Hitachi

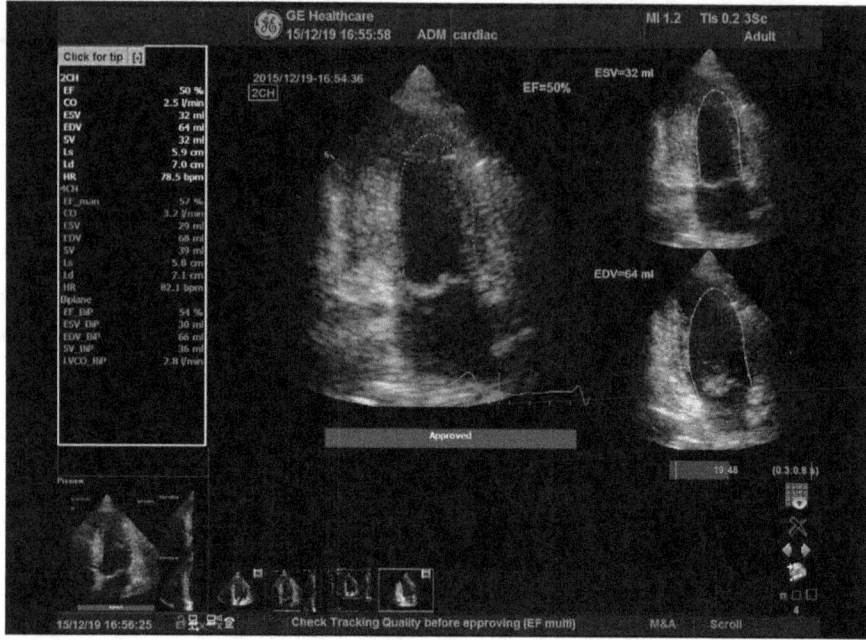

Fig. *Schermo da display ecografo (GE)*

Usualmente la schermata video contiene:

- la finestra acustica generata dalla sonda utilizzata, la posizione del marker (per convenzione a sinistra dello schermo)
- dati di modalità es. PW, THI
- la profondità di penetrazione (depth) es. 2 cm
- la scala graduata sulla sinistra utile per avere un rapporto sulle dimensioni e misure presenti a video

Si visualizzano inoltre altre utili informazioni come:

1. Barra stato superiore: logo del produttore, nome ospedale, nome paziente, ID paziente, data e ora sistema, parametri principali come nome sonda, frequenza sonda (es. 8.0MHz), THI, TSI, Guadagno, N°fuochi...
2. Barra mappa grigia
3. Menu sistema
4. Finestra risultati misurati
5. Barra stato inferiore: tipo esame, prompt operazione, ecc.
6. Angolo in basso a destra: visualizza lo stato dell'USB, metodo input, ecc.

3) Software

Il software consiste nel sistema di linguaggio utilizzato dall'unità principale grazie al quale è possibile impostare una configurazione personalizzata accessibile tramite menù contenente ad esempio:

- Nome Ambulatorio/Ospedale
- Linguaggio: es. inglese, italiano
- Formato data
- Data
- Ora
- Unità di misura Doppler spettrale: es. cm/s, kHz
- Formato di memorizzazione immagine es. jpg, bmp, dcm
- Unità di memorizzazione: es. HD, USB
- Tempo di attesa: tipicamente il tempo prima dello stand-by

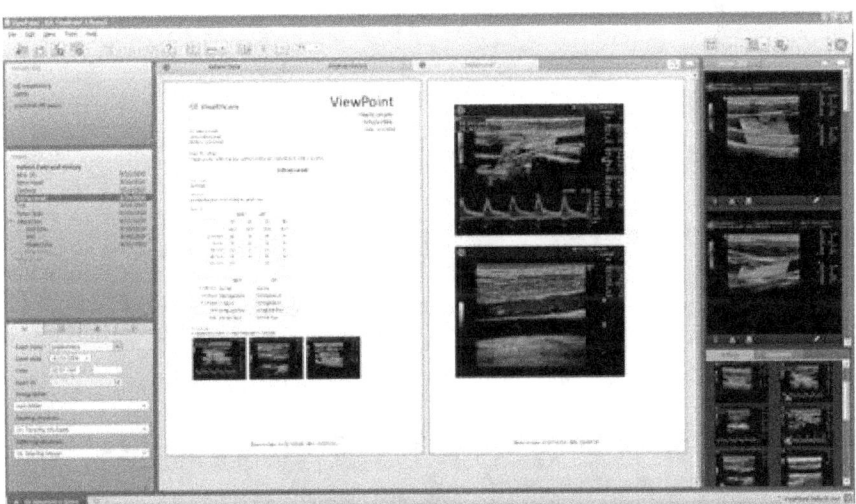

Fig. Software GE

Altre impostazioni relative al Software sono la scelta della sonda, oppure la scelta dei protocolli multidisciplinari già impostati nella macchina (es. ostetricia, pediatrico, ginecologia, urologia o per segmento anatomico d'interesse come addome, cardiaco, muscolo-scheletrico, piccole parti, vascolare periferico) oppure personalizzabili dall'utilizzatore.

E' altresì possibile inserire i dati operatore, dati paziente, note effettuare analisi di tipo quantitativo, misurazioni effettuate ed altro.

4) Sonda/e

La sonda o trasduttore ha un ruolo centrale in quanto grazie ad un impulso elettrico sui cristalli piezoelettrici questi generano ultrasuoni in uscita e ricevono ultrasuoni in entrata generando segnale elettrico per effetto inverso.

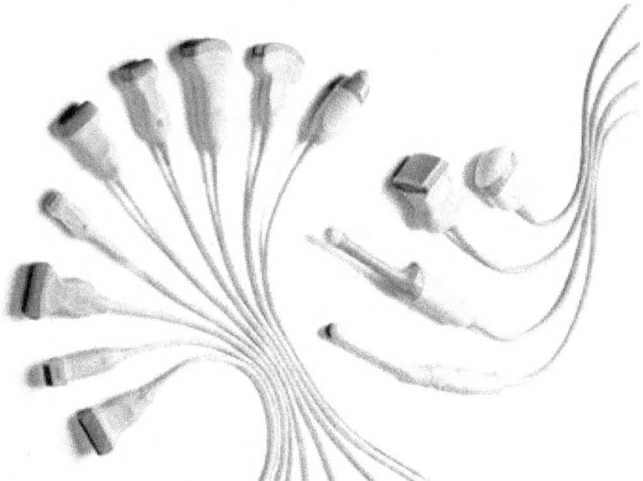

Fig. La sonda (o trasduttore) produce e riceve ultrasuoni (GE)

Schema di un trasduttore

Una sonda ecografica, secondo una schema semplificato, si compone di un corpo, una testa e un cavo di alimentazione posteriore. Il rivestimento esterno copre il rivestimento acustico che contiene lo strato di smorzamento e a seguire i cristalli piezoelettrici che si interfacciano verso la superficie del trasduttore.

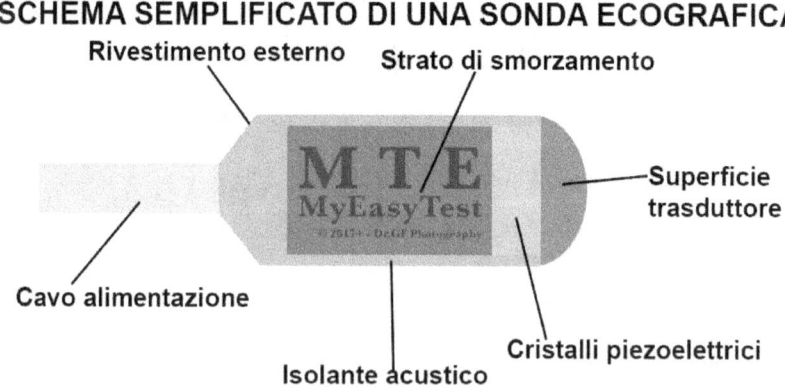

Fig. Schema semplificato di una sonda

Funzioni Speciali

Di seguito un elenco di alcune funzioni speciali comunemente presenti negli attuali ecografi in commercio come M-Mode, Power Doppler, Armonica Tissutale, Doppler Pulsato, Doppler Colore, Doppler Continuo, Doppler Tissutale.

M-Mode

Il "Motion Mode" è registrato in tempo reale: è una tecnica efficace per rappresentare un fenomeno dinamico nel tempo. Si ottiene posizionando la linea di campionamento sull'area di interesse anatomico.

A livello ecografico si ha un'immagine unidimensionale di strutture cardiache, M-mode viene utilizzato con alte frequenze di campionamento, in modo da produrre immagini nette dei bordi cardiaci, per poter avere misurazioni più accurate delle dimensioni del cuore, onde poter valutare al meglio il movimento cardiaco misurando ad es. la distanza in cm, il tempo in secondi, la frequenza cardiaca in battiti per minuto.

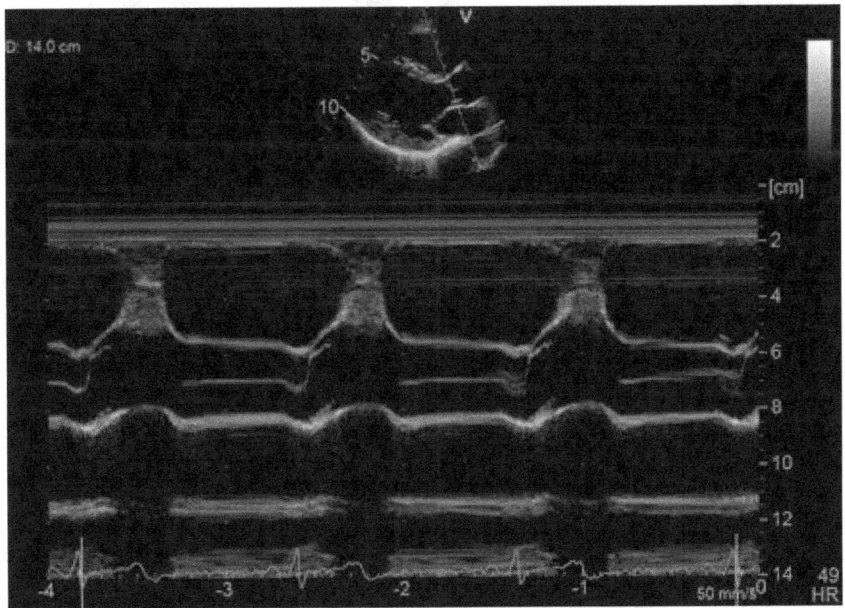

Fig. M-mode in azione (Philips)

Imaging armonico tissutale (THI)

Grazie al THI è possibile migliorare la risoluzione delle strutture anatomiche visualizzate a corto e medio raggio, aumentando il contrasto delle immagini oltre che ridurre il rumore video e la penetrazione del campo di vista a lungo raggio.

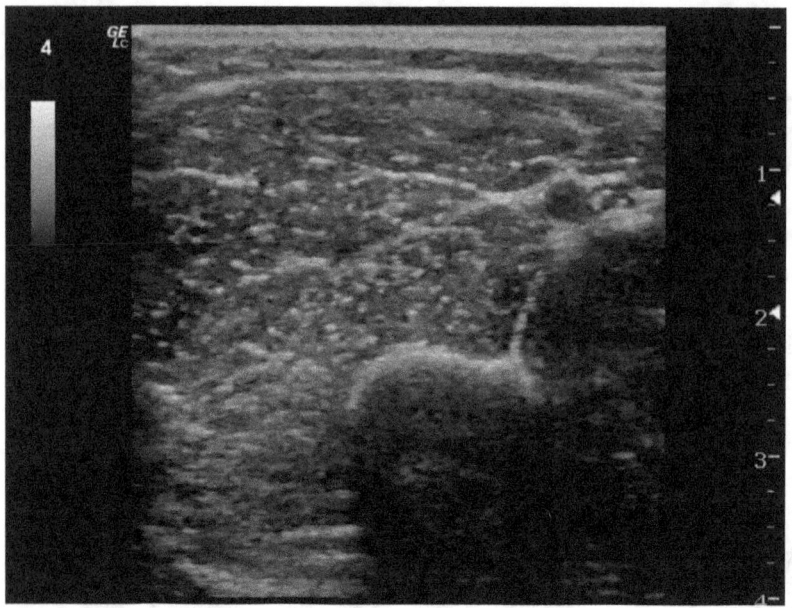

Fig. Regolazione armonica tissutale su bicipite brachiale utilizzando SRI e Tissue Harmonic Imaging (GE)

Ecografia Doppler

Sfrutta il noto effetto Doppler attraverso l'analisi spettrale e/o purezza sonora, al fine di valutare l'emodinamica del segmento anatomico oggetto d'esame e quantificare ad es. una eventuale stenosi.

Il doppler è basato sul rilevamento dei cambiamenti di frequenza che avvengono quando le onde sonore riflettono le cellule del sangue che si spostano in direzione o in allontanamento dal trasduttore. Il calcolo della velocità del flusso è fattibile quando il flusso è parallelo all'angolo del raggio ultrasonico, più l'angolo aumenta e più la misura risulta imprecisa.

Power Doppler (PD)

Misura l'energia in frequenza delle strutture anatomiche senza però conoscerne la direzione, valutando ad es. la persistenza del colore su una lesione complessa (placca ulcerata) o per meglio valutare la vascolarizzazione di organi come tiroide, rene, fegato, milza.

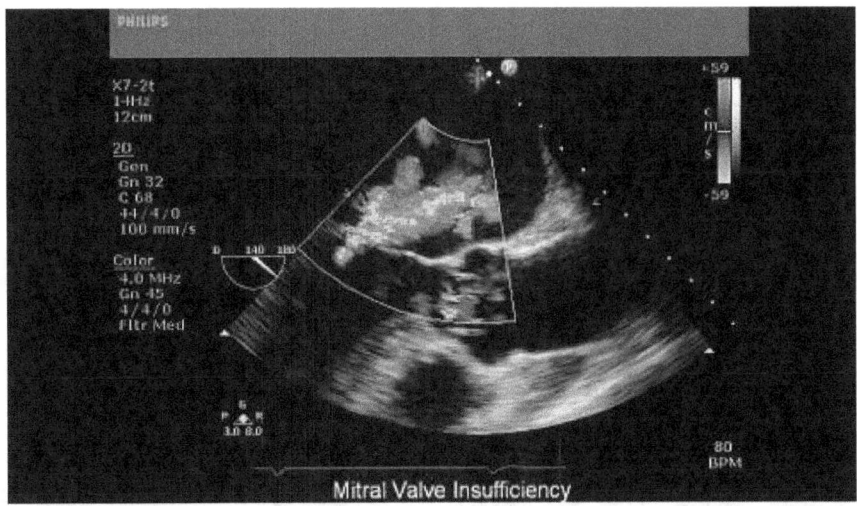

Fig. Power Doppler PD in azione (Philips)

Doppler Pulsato (PW)

Misura le velocità del sangue attraverso una linea orientabile, in un punto preciso detto "volume campione" posizionato dall'operatore. L'impulso è inviato dalla sonda ad una determinata profondità, con il trasduttore in attesa dell'eco di ritorno. Sarà possibile vedere a schermo il doppler spettrale situato intorno ad una linea orizzontale denominata "baseline": la parte inferiore indica le velocità in allontanamento, mentre la parte superiore indica le velocità in avvicinamento (rispetto al trasduttore). Le velocità sono raffigurate lungo l'asse Y e misurate in cm/s mentre sull'asse X troveremo il tempo misurato in secondi (s). Qualora le velocità di flusso siano elevate, sarà possibile riscontrare un artefatto detto "Aliasing" con un'onda spettrale in grado di fuoriuscire rispetto al suo limite superiore o inferiore.

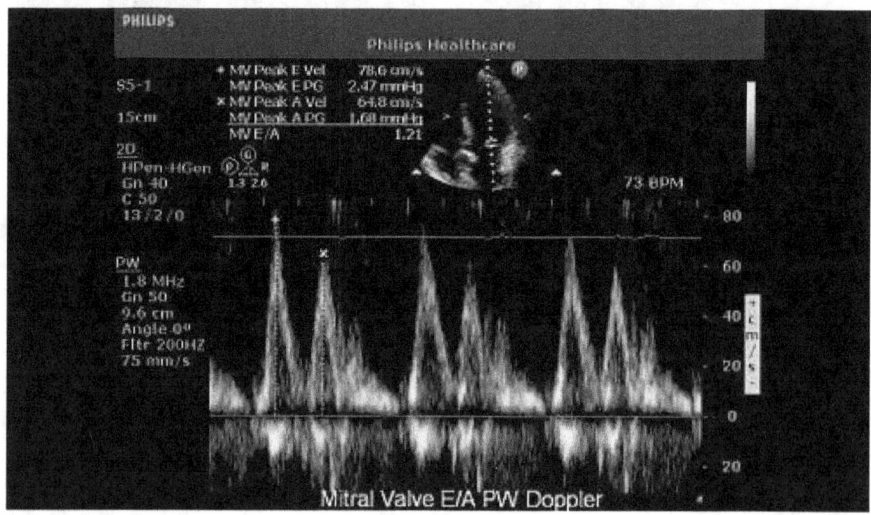

Fig. Doppler Pulsato PW in azione (Philips)

Doppler Colore

Utilizzato per studi vascolari (arterie, vene). Il flusso sanguigno per convenzione tramite il software assume una colorazione diversa: colore rosso per flusso in avvicinamento, colore blu se in allontanamento, le differenze di velocità sono accentuate e la presenza di valori diversi e direzioni disperse (turbolenze) possono essere evidenziate da variazioni di colori. In questo modo è possibile studiare la direzione del flusso evidenziando eventuali patologie come stenosi, insufficienza, trombosi, aneurismi ed altri.

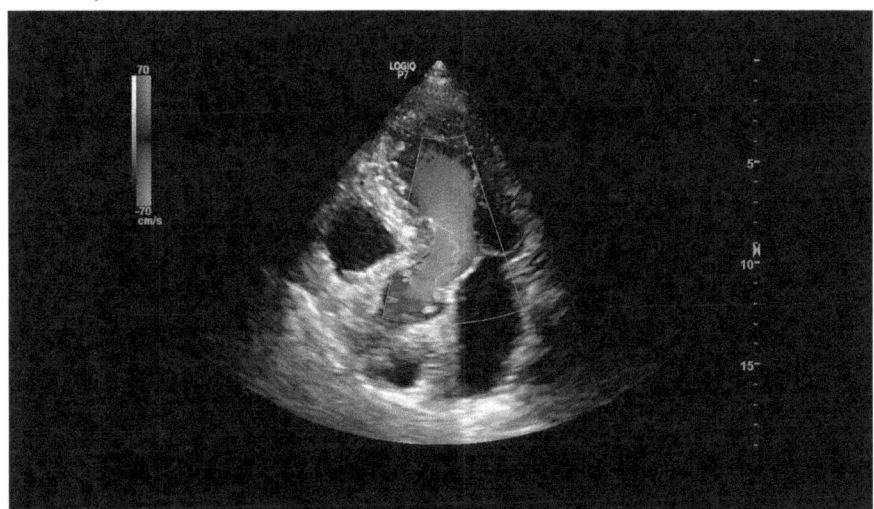

Fig. Doppler Colore in azione su proiezione apicale 4 camere (GE)

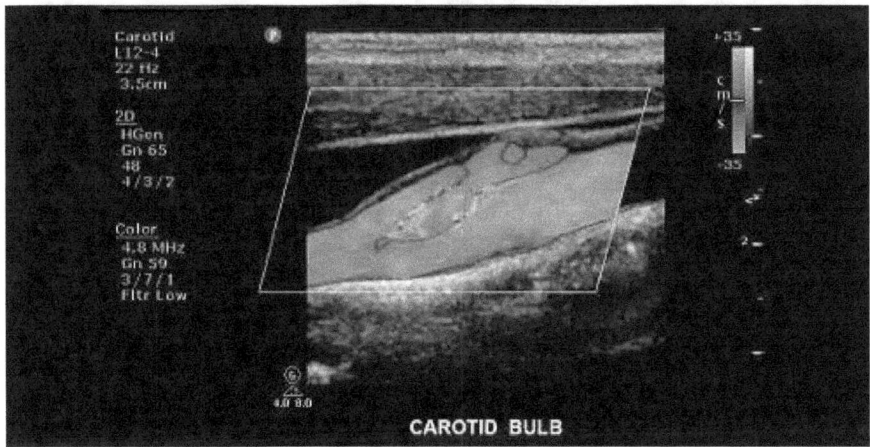

Fig. Doppler Colore su carotide (Philips)

Doppler Continuo (CW)

Misura la velocità del sangue come il doppler pulsato ma la trasmissione e la ricezione degli ultrasuoni è continua cioè senza interruzione data dal tempo che intercorre tra un impulso e l'altro, questo ha il vantaggio di poter misurare velocità elevate ma lo svantaggio è che non posso conoscere l'esatta velocità in un determinato punto perchè la misurazione viene fatta su tutta la superficie senza tenere conto di eventuali disturbi nel flusso.

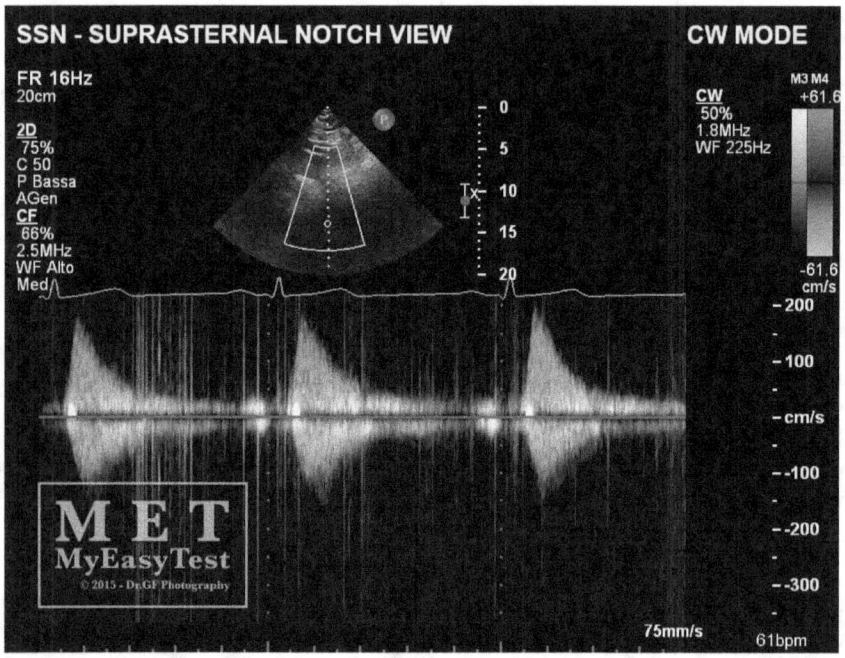

Fig. Doppler Continuo in azione su flusso in Aorta discendente

Doppler Tissutale (TDI)

Misura il movimento del tessuto (es. miocardico), in grado di valutare le basse velocità, es. di contrazione e rilasciamento della parete miocardica. E' una modalità associata alla sonda cardiaca phased array.

Questo esame si esegue posizionando la sonda in corrispondenza dell'anulus mitralico in asse lungo 4 camere che risulta la migliore per l'allineamento tra il fascio di ultrasuoni e la direzione del miocardio.

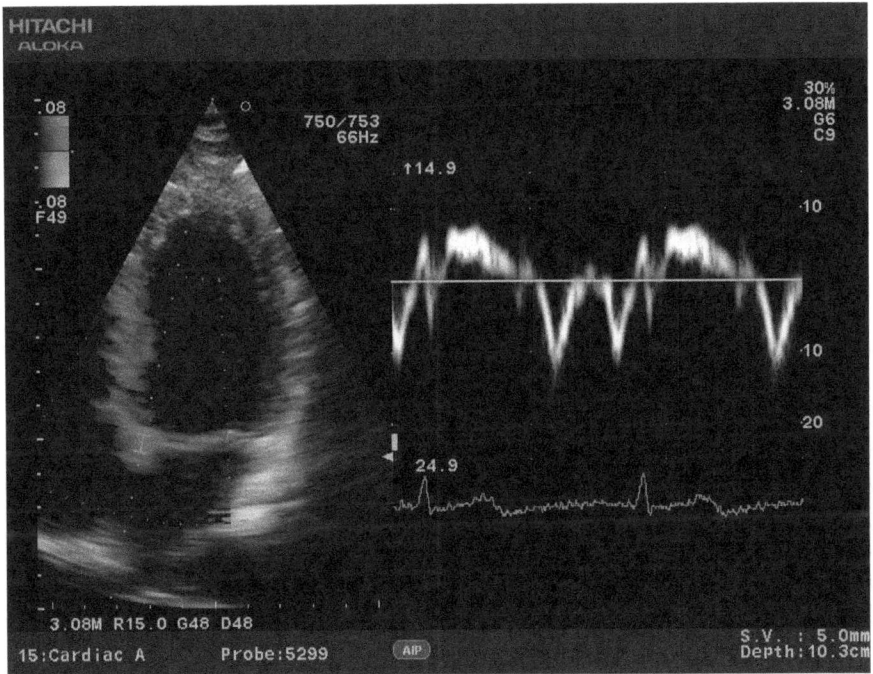

Fig. Doppler Tissutale in azione (Hitachi)

Elastografia

L'elastografia o anche detta elastosonografia è una modalità di imaging medico che elabora le proprietà elastiche e la rigidità del tessuto molle, misurando il movimento del tessuto, valutando le basse velocità durante la contrazione/rilasciamento.

Aggiunge informazioni diagnostiche all'immagine anatomica tradizionale. L'idea principale è che se il tessuto è duro o morbido, fornirà informazioni diagnostiche sulla presenza o sullo stato della malattia. Ad esempio, tumori cancerosi spesso saranno più duri del tessuto circostante e i fegati malati (es. fibrosi, steatosi, cirrosi, epatite) sono più rigidi di quelli sani.

Si utilizza per una serie di applicazione come ad es. fegato, prostata, tiroide, mammella o per guidare/sostituire le biopsie nei casi in cui le stesse risultino di diagnosi dubbia che non permette di accertare la natura benigna o maligna del campione prelevato oppure si pensi ad es. alla perdita accidentale del campione di tessuto malato durante una biopsia.

L'elastografia si esegue utilizzando un tipo di software che però non risulta presente in tutti gli ecografi.

Le proprietà elastiche del tessuto esaminato vengono evidenziate sullo schermo utilizzando le tonalità di colori diverse a seconda del tipo di software, ma in linea di massima si avrà una scala di colore che varia dal rosso/verde per i tessuti più elastici quindi facilmente deformabili, al blu per quelli più rigidi.

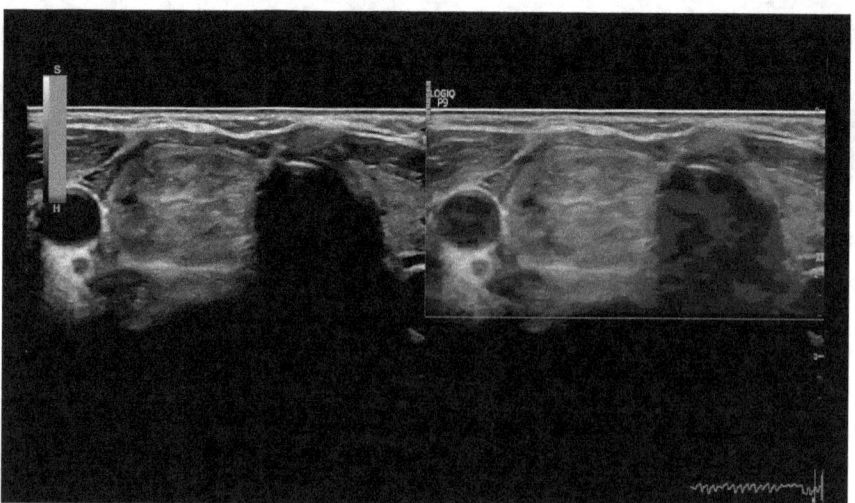

Fig. Elastografia della tiroide (GE)

Qualità d'Immagine

Ottenere la miglior resa d'immagine è sempre una sfida legata alle caratteristiche tecniche (lato macchina), corporee (lato paziente) e personali (lato operatore). Es. una sonda ad alta frequenza avrà una maggiore risoluzione superficiale rispetto ad una sonda a bassa frequenza, così come l'aria impedisce l'insonorizzazione e le ossa riflettono le onde stesse; ovviamente l'operatore ha un grado di esperienza soggettivo, così come gli scenari operativi e la collaborazione del paziente. La qualità dell'immagine diagnostica prodotta con ultrasuoni aumenta con il numero di elementi trasduttori presenti nella sonda, in quanto la densità delle linee è uguale al numero delle linee presenti nell'immagine. Inoltre la qualità dell'immagine dipende da:
- risoluzione spaziale (la dimensione del più piccolo dettaglio ad alto contrasto)
- risoluzione di contrasto (abilità di differenziare le strutture anatomiche simili)

Risoluzione Spaziale
- Assiale o longitudinale
- Laterale o trasversa (perpendicolare al raggio)
- Elevazionale o di spessore

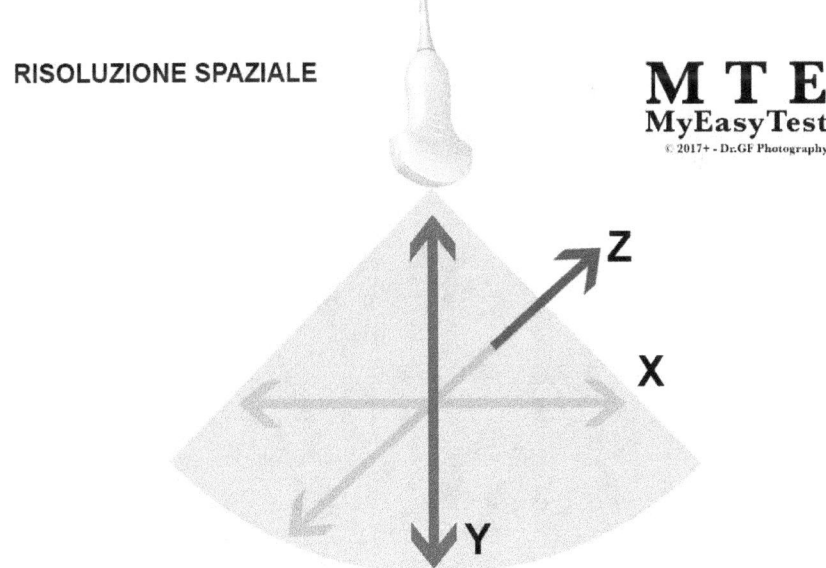

Fig. Risoluzione Spaziale (X, Y, Z)

a) Risoluzione Assiale (Y)

La risoluzione Assiale si pone lungo l'asse del fascio (Y) ed è detta "risoluzione di profondità": definisce la risoluzione lungo lo stesso asse di scansione (o parallelo). E' definita dalla frequenza emessa, dalla lunghezza di pulsazione e della larghezza di banda. E' intesa come minima distanza percepibile tra due diverse superfici adiacenti e presenti sulla stessa traiettoria di ultrasuoni emessi. La sua lunghezza è espressa in mm (es. su un trasduttore con frequenza da 7.5MHz si ottiene una risoluzione assiale di 0.5 mm, che raddoppia al dimezzarsi della frequenza) e non dipende dalla profondità. E' solitamente migliore (es. 1 mm) rispetto alle risoluzioni laterale (es. 2 mm) e elevazionale.

b) Risoluzione Laterale (X)

La risoluzione Laterale è perpendicolare all'asse del fascio (X) definisce la risoluzione lungo un asse perpendicolare (orizzontale) rispetto a quello di scansione; è espressa in mm e dipende dalla profondità. E' definita dalle caratteristiche costruttive legate alla trasmissione e ricezione degli ultrasuoni.

E' intesa come la distanza tra due strutture diverse poste alla stessa profondità: maggiore è la focalizzazione del fascio, maggiore sarà tale risoluzione (ricordando che la profondità raggiunta diminuisce all'aumentare della frequenza impiegata). E' possibile intervenire aumentando la frequenza di emissione a patto di ridurre la larghezza del fascio

c) Risoluzione Elevazionale (Z)

La risoluzione elevazionale (o di spessore) è perpendicolare ad entrambi i gli assi del fascio, definisce la risoluzione lungo un asse verticale rispetto a quello di scansione. E' intesa come spessore del fascio o slice thickness, ed è determinata dall'altezza degli elementi posti all'interno del trasduttore.

E' regolata da una lente acustica a fuoco fisso (lente di Hanafy) situata davanti al piano dei cristalli attivi. Dal punto di vista costruttivo rappresenta uno degli aspetti qualitativi più importanti per una sonda in quanto un minore slice thickness rappresenta una migliore risoluzione elevazionale.

Tipologia d'immagine

Un'immagine ecografica può essere definita attraverso le diverse intensità di una scala di grigi dove il bianco rappresenta la massima intensità, mentre il nero l'assenza di echi riflessi. Tra questi due estremi avremo invece diverse sfumature di grigio in base ai livelli di intensità incontrati.

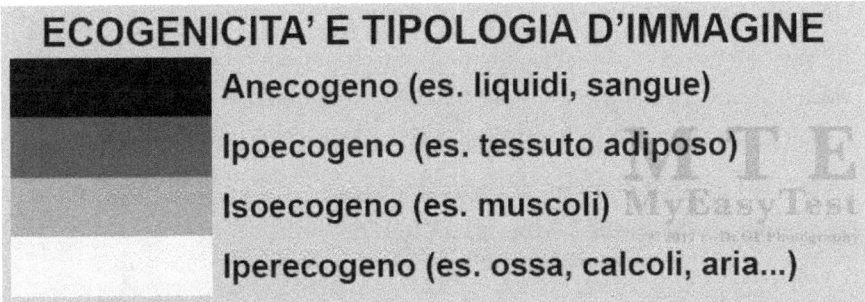

Fig. Ecogenicità e tipologia d'immagine

Immagine Anecogena
Area tissutale con nessuna riflessione di ultrasuoni, con colore tendente al nero rispetto agli altri tessuti (es. liquidi come l'urina contenuta nella vescica, grossi vasi, sangue, contenuto delle cisti, pleuriti).

Immagine Ipoecogena
Area tissutale con minima riflessione degli ultrasuoni con colore grigio scuro (es. tessuto adiposo, adenoma epatico, muscoli, nervi).

Immagine Isoecogena
Area tissutale con simile riflessione di ultrasuoni rispetto al parenchima circostante, difficilmente differenziabile con scala di grigi poco distinguibile rispetto agli altri tessuti (es. muscoli)

Immagine Iperecogena
Area tissutale con maggiore riflessione di ultrasuoni rispetto ai tessuti circostanti, con colore tendente al bianco rispetto agli altri tessuti (es. ossa, calcoli, aria, calcificazioni, tendini, nervi).

Gli artefatti

Ci sono varie tipologie di artefatti noti riscontrabili durante l'utilizzo di un ecografo:

Aria

A causa della evidente differenza di densità tra i tessuti e l'aria, si crea una dispersione delle onde: per questo occorre utilizzare il gel in modo da limitare tale artefatto.

Quando l'aria è all'interno degli organi la finestra acustica sarà oscurata, specie in presenza di patologie ostruttive (es. polmoni). Nell'approccio sottosternale è possibile invece posizionare la sonda vicina al margine costale di destra per poter sfruttare il fegato. Se l'aria è presente negli organi addominali, è consigliabile una profonda inspirazione per allontanare il colon verso il basso.

Grasso

Nei pazienti obesi la qualità d'immagine peggiora per via dei lunghi eco di ritorno (utilizzati con basse frequenze).

Ossa

Il tessuto osseo riflette le onde ultrasonore alla fonte a causa dell'alta riflettività. Nel caso di uno studio toracico, le coste creeranno delle ombre: tipicamente accade con l'ecocardiografia dove si utilizza una sonda phased array a bassa frequenza, posizionata negli spazi intercostali.

Parametri regolabili

Suggerimenti per una migliore immagine ecografica

Spesso il primo approccio con un ecografo può essere traumatico per via dei numerosi comandi operatore. Ottenere la migliore finestra acustica durante l'utilizzo di un ecografo richiede pazienza ed esperienza, tuttavia è possibile utilizzare i numerosi controlli disponibili per poter migliorare l'esperienza diagnostica e sfruttare tutte le potenzialità che un dispositivo ad ultrasuoni può offrire.

Regolazione Monitor, Luminosità e Contrasto

Prima di tutto accendere l'ecografo all'interno della stanza di utilizzo in modo da poter lavorare con meno fonti di luce esterne possibili. Individuare la scala di grigi presente sull'ecografo: questa tende dal bianco fino al nero.

- impostare il contrasto al massimo
- impostare la luminosità al massimo ricordandosi di controllare anche la scala di grigi, ad es. diminuire la luminosità fino a far diventare il livello più scuro pari al colore nero.

Regolazione Guadagno

Il controllo del guadagno serve a regolare la luminosità generale dell'immagine, un parametro utile per ogni scansione dato che la differenza qualitativa sarà spesso significativa con questa regolazione. E' rappresentato da uno slide circolare in grado di muoversi in senso orario e antiorario. Se il valore selezionato è troppo alto, l'immagine sarà troppo tendente al bianco, mentre un valore troppo basso restituirà un'immagine scura con aree e strutture anatomiche poco distinguibili: occorre pertanto effettuare una regolazione al fine di poter distinguere meglio le strutture oggetto d'interesse.

Regolazione Punti e Zone Focali

La posizione focale permette di convergere le onde ultrasonore in un'area d'interesse, al fine di aumentare la risoluzione (solitamente è visibile sullo schermo un simbolo triangolare in movimento verticale su lato sinistro della finestra acustica): l'immagine sarà migliore laddove sarà posizionata l'icona. E' possibile regolare più punti focali attraverso l'utilizzo delle zone focali: un maggior numero di zone focali purtroppo farà diminuire il frame-rate con un conseguente peggiore aggiornamento a video.

Regolazione Time Gain Compensation

E' la compensazione del guadagno in funzione del tempo impiegato dagli echi per tornare indietro fino al trasduttore. Costituita da una serie di potenziometri orizzontali, partendo dall'alto verso il basso questi controlli sono in grado di regolare il guadagno della finestra acustica rispetto alla profondità dell'area d'interesse:

1) prossimale (slide verticale più alto)

2) media (slide verticale centrale)

3) distante (slide verticale più distante)

Ovviamente gli echi in profondità faranno più fatica a ritornare al trasduttore per l'attraversamento delle strutture corporee. Un tipico settaggio è quello di spostare lo slide verticale più in alto verso sinistra e passare gradualmente verso destra fino all'ultimo slide verticale più distante in modo da avere rispettivamente meno guadagno sulla finestra acustica prossimale (attenuando il segnale ricevuto dalle strutture in prossimità) e più guadagno sulla finestra acustica profonda (enfatizzando il segnale ricevuto dalle strutture in profondità). Questo perchè di default la qualità d'immagine prossimale è sempre migliore rispetto alla qualità d'immagine situata in profondità: grazie al TGC è possibile correggere questo aspetto tecnico.

Regolazione Frequenze

A minor valore di frequenza corrisponde una maggior forza di penetrazione a scapito di minor risoluzione spaziale; maggior valore di frequenza corrisponde maggior risoluzione spaziale (a scapito della forza di penetrazione, quindi indicata su strutture anatomiche superficiali)

Regolazione Armonica Tissutale (THI)

Durante l'attraversamento tissutale delle onde prodotte ad una frequenza nota, si sviluppano armoniche. Una funzione molto diffusa in grado di identificare il tessuto e ridurre gli artefatti (il trasduttore riceve solo il segnale con una frequenza doppia rispetto a quella di emissione, eliminando le altre frequenze). Questo si traduce in una qualità d'immagine migliore (es. inviare una frequenza da 4 MHz con ricezione della sola frequenza a 8 Mhz). E' utilizzata spesso quando la finestra acustica è molto rumorosa in alcuni pazienti difficili, al fine di renderla fluida e chiara, migliorando l'uniformità dell'immagine e la delineazione dei bordi tissutali (es. endocardico); lo svantaggio consiste in una maggior penetrazione dove l'immagine in profondità può non essere visualizzata (es. ambito ostetrico).

Regolazione Speckle (Granulosità immagine)

Un algoritmo per identificare i segnali deboli e forti per identificare meglio i tessuti; i segnali deboli sono eliminati, mentre i segnali forti sono evidenziati al fine di avere un'immagine pulita e chiara. Spesso si usa un livello intermedio di settaggio, mentre un livello più piccolo di intervento rimuove meno artefatti. Se il settaggio è troppo alto, la qualità d'immagine ne risente.

Regolazione Compressione

Parametro che permette di decidere dove far visualizzare l'intensità degli ultrasuoni sotto forma di scala di grigi: una minore gamma di grigi evidenzia un aumentato contrasto su un'immagine più orientato verso il bianco e il nero, mentre una maggiore gamma di grigi permetterà di avere un'immagine più levigata e lineare.

Regolazione Compound Images

Combina più finestre acustiche visualizzata da differenti angoli di steering incrociati tra loro (es. segnale obliquato, segnale perpendicolare) allo scopo di eliminare artefatti e migliorare la risoluzione. Non è indicato per gli esami di strutture superficiali, e ad una maggior penetrazione si ha un risultato minore.

Sonde ecografiche

La tipologia di sonde ecografiche in commercio è estesa per poter soddisfare le differenti necessità diagnostiche delle varie specialità. Si differenziano in base a:
- zona di applicazione
- frequenza di trasmissione
- geometria di scansione

Zona di applicazione in base all'ambito di utilizzo:
- Sonde Transcutanee (per uso esterno)
- Sonde Endocavitarie (per uso interno)

Frequenza di trasmissione
Le sonde ecografiche possono essere a bassa frequenza (es. 2.0 MHz), alta frequenza (es. 14.0 MHz), e allo stesso tempo multi-frequenza (es. 2.0/2.5/3.5/5.0 MHz) con valore selezionabile dall'operatore. Le alte frequenze aumentano la risoluzione su profondità superficiali dove λ = lunghezza d'onda, V = velocità di propagazione nel mezzo attraversato, f = frequenza

Dato che V è direttamente proporzionale alla densità del mezzo attraversato, si evince che la velocità V sarà maggiore nei solidi rispetto ai liquidi e ancor di più rispetto all'aria. Segue tabella relativa alle velocità e densità dei mezzi attraversati dagli ultrasuoni:

Mezzo attraversato	Velocità m/s	Densità Kg/m³
Tessuto osseo	4080	1912
Tessuto muscolare	1580	1800
Sangue	1570	1057
Cervello	1560	1560
Rene	1560	3038
Fegato	1550	1060
Milza	1579	1045
Media tessuti molli	1540	1060
Acqua	1480	1000
Grasso	1450	952
Polmone	650	400
Aria	330	1,2
Vuoto	0	0

Classificazione degli ultrasuoni

Infrasuoni <20 Hz

Suoni Acustici   20 Hz - 20 KHz

Ultrasuoni >20 KHz

Ultrasuoni diagnostici $>1\text{-}18$ MHz

Curiosità: in ecografia oftalmica si utilizzano sonde con frequenze superiori a 50 MHz per diagnosticare glaucomi, tumori oculari, ecc...

Rappresentazione delle onde

E' noto che queste onde sono rappresentabili come un sinusoide su un asse cartesiano dove il picco minimo rappresenta la max rarefazione (riduzione di intensità), mentre il picco massimo rappresenta la massima compressione (aumento di intensità): ogni ciclo di un'onda sonora è caratterizzato da un cambiamento di pressione in positivo e negativo. Nel grafico sono visualizzate le variabili relative al:

- Tempo (Asse X)
- Pressione (Asse Y)
- Lunghezza d'Onda: misura per 1 ciclo di rarefazione/compressione
- Frequenza: la quantità di cicli contenuti in 1 secondo, ossia Hertz = cicli/secondo
- Ampiezza: massima variazione di grandezza contenuta in un'oscillazione periodica.

RAPPRESENTAZIONE DELLE ONDE

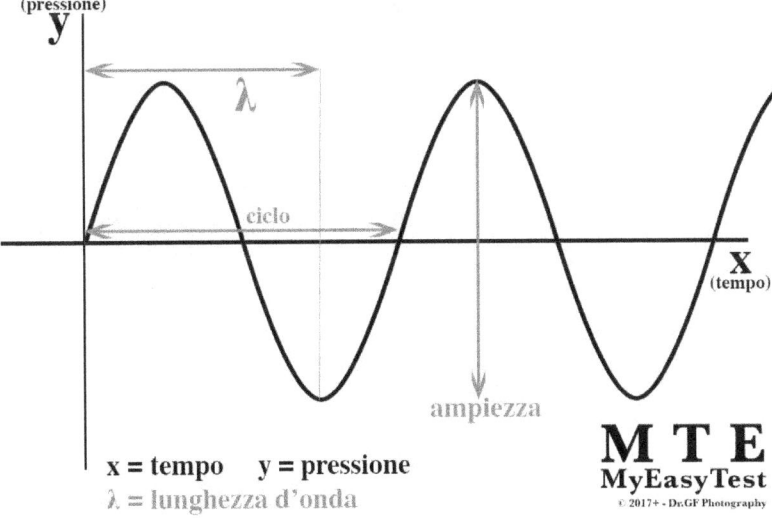

x = tempo   y = pressione

λ = lunghezza d'onda

M T E
MyEasyTest
© 2017+ - Dr.GF Photography

Fig. Rappresentazione delle onde

Come detto in precedenza, tutti gli ultrasuoni sono contraddistinti da parametri fisici come lunghezza d'onda, frequenza, velocità di propagazione oltre che intensità in decibel, attenuazione per via dell'impedenza acustica del materiale attraversato. L'intensità è la misura dell'energia posseduta dall'onda sonora misurata in decibel (dB): ad esempio il respiro umano è pari a 20 dB, una sirena 120 dB mentre un razzo al decollo arriva a 180 dB. L'attenuazione consiste in una diminuizione dell'ampiezza delle onde sonore causata per es. dal mezzo attraversato. Può avvenire per:

- assorbimento: con conseguente conversione in calore dell'energia acustica assorbita
- riflessione: con eco di ritorno e stesso angolo di incidenza e riflessione
- scattering: su superficie non omogenea con diffusione verso direzioni casuali
- rifrazione: l'onda viene deviata rispetto al percorso originale

ATTENUAZIONE DELLE ONDE

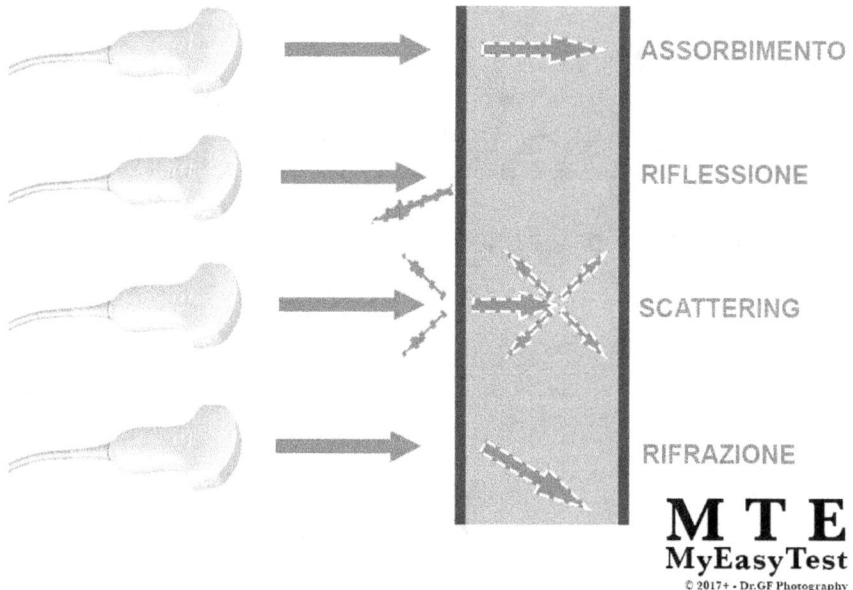

Fig. Attenuazione delle onde

COMPORTAMENTO DEGLI ULTRASUONI

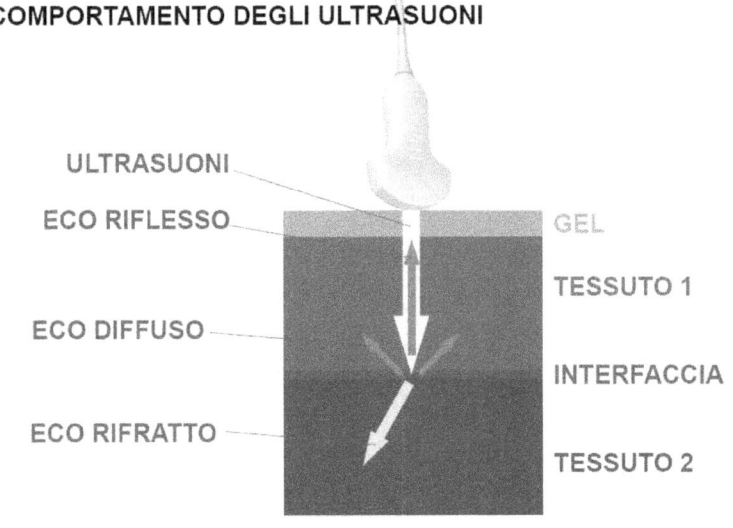

ULTRASUONI

ECO RIFLESSO

ECO DIFFUSO

ECO RIFRATTO

GEL

TESSUTO 1

INTERFACCIA

TESSUTO 2

M T E
MyEasyTest
© 2017+ - Dr.GF Photography

Fig. Comportamento degli ultrasuoni

Geometria di scansione

Le sonde ecografiche sono caratterizzate da differenti modalità di scansione e disposizione dei cristalli piezoelettrici:

- Sonde Convex
- Sonde Micro-convex (transcutanea, transvaginale, endorettale)
- Sonde Lineari (con modalità biplanare, lineare endocavitaria)
- Sonde Settoriali Fasate "Phased Array" (es. cardiaca, TEE)
- Sonde Volumetriche 3D/4D
- Sonde Speciali es. a Matita (Pencil), Laparoscopiche (Laparoscopy)

Sonde Transcutanee

Le sonde transcutanee effettuano la trasmissione degli ultrasuoni con superficie di appoggio cutanea: di fatto gli ultrasuoni sono trasmessi attraverso la pelle, quindi sono considerate ad uso esterno.

Sonda Convex e applicazioni

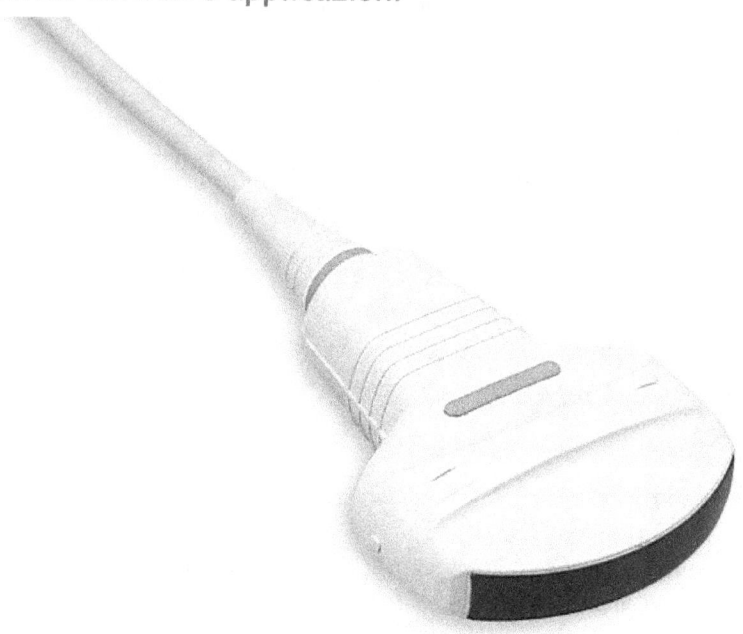

Fig. Sonda Convex UST-9127 6.1 Mhz (Hitachi)

La geometria esterna di una sonda convex è ad arco di circonferenza, caratterizzata da una curvatura della superficie di contatto: qui i cristalli seguono una superficie curva essendo disposti lungo un arco a semicerchio. L'immagine generata è denominata "a tronco di cono" che offre una migliore visione panoramica. I fasci di ultrasuoni emessi dai cristalli seguono una direzione radiale, in questo modo avremo un'area di scansione esplorabile maggiore rispetto ad una sonda lineare.

La superficie di contatto della sonda può arrivare fino a 120 mm con un raggio di curvatura tra 15 e 80 mm, adatto alla conformazione anatomica delle zone da esplorare. Il range di frequenze tipico risiede tipicamente tra 2,5 e 5,0 MHz utile a garantire un maggior potere di penetrazione (alcune sonde professionali arrivano ad un range di 2,0-7,0 MHz).

Anatomico: addome adulti (es. organi come pancreas, milza, fegato, colecisti, dotti biliari), organi addominali (fegato, reni, vescica), muscoli, vasi profondi (arterie, vene), urologia (rene, vescica, vie escretrici, ecc).

Disciplina: ostetricia, fetale, ginecologia, urologia, vascolare

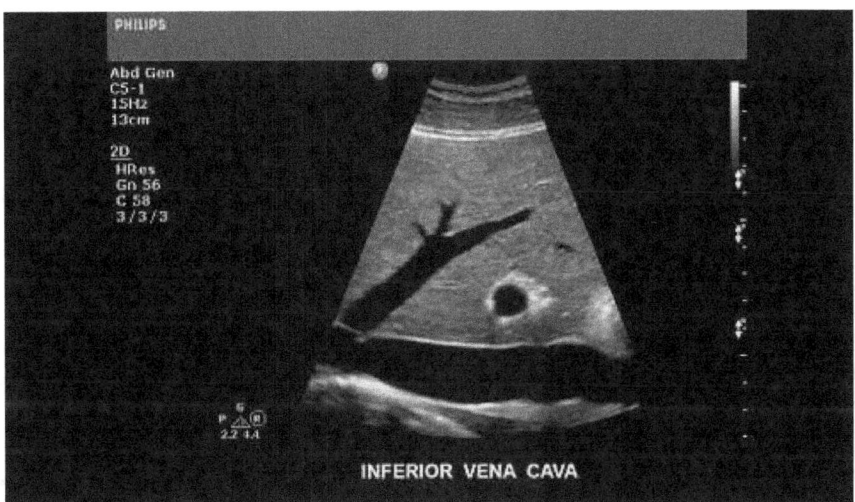

Fig. Vene Cava inferiore con Sonda Convex (Philips)

Sonda Micro-Convex e applicazioni

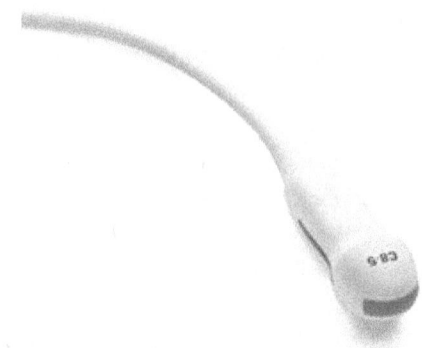

Fig. Sonda Micro-Convex C8-5 (Philips)

Si presentano come le convex ma con struttura miniaturizzata adatta per altri impieghi. Ha le stesse caratteristiche tecniche della sonda convex.Il range di frequenze tipico risiede tipicamente tra 2,5 e 5,0 MHz utile a garantire un maggior potere di penetrazione (alcune sonde professionali arrivano fino ad un range di 3,5-8,0 MHz).

Anatomico: torace (spazi intercostali), addome, organi addominali (fegato, reni, vescica), muscoli, vasi (arterie, vene), vescica
Disciplina: pediatria, cardiologia, vascolare, urologia

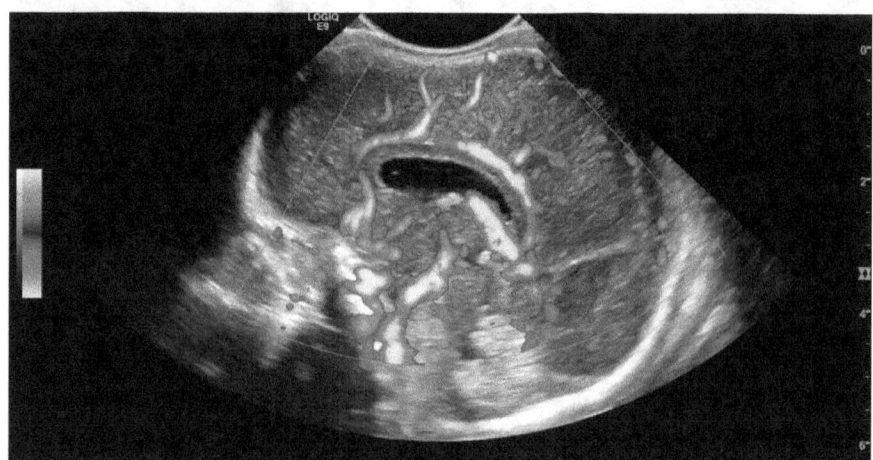

Fig. Cranio neonatale con Sonda Micro-Convex C3-10-D (GE)

Sonda Lineare e applicazioni

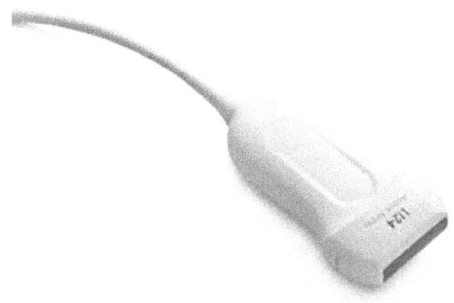

Fig. Sonda lineare L12-4 (Philips)

La geometria esterna di una sonda lineare è costituita da barre rettangolari in ceramica piezoelettrica distribuite linearmente: i cristalli della sonda sono posizionati su una superficie piana, pertanto il campo di vista caratteristico assume la forma di un'immagine rettangolare. La lunghezza delle sonde varia da 2 a 10 cm e la quantità di elementi può essere ad esempio compresa tra 128 e 500, attivabili singolarmente o in serie. Il range di frequenze tipico risiede tipicamente tra 7,0 e 18,0 MHz.

Anatomico: cute, sottocute, vasi superficiali (es. vasi epiaortici), piccole parti (es. tiroide, paratiroide, articolazioni, legamenti, corpi estranei in tessuto molle, tessuto muscolare, nervi, testicoli).
Disciplina: pediatria, cardiologia, vascolare

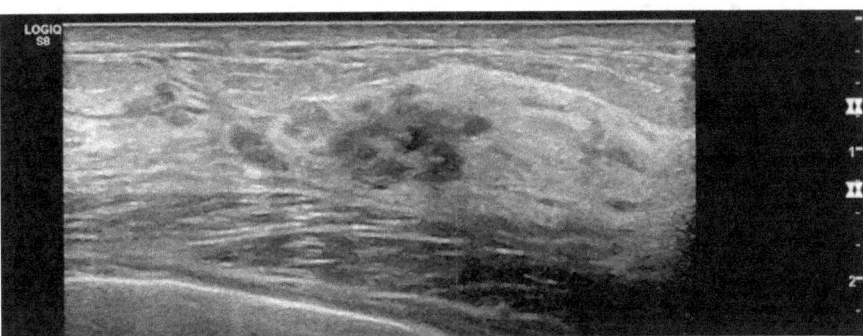

Fig. Sonda Lineare (GE)

Sonda Phased Array e applicazioni

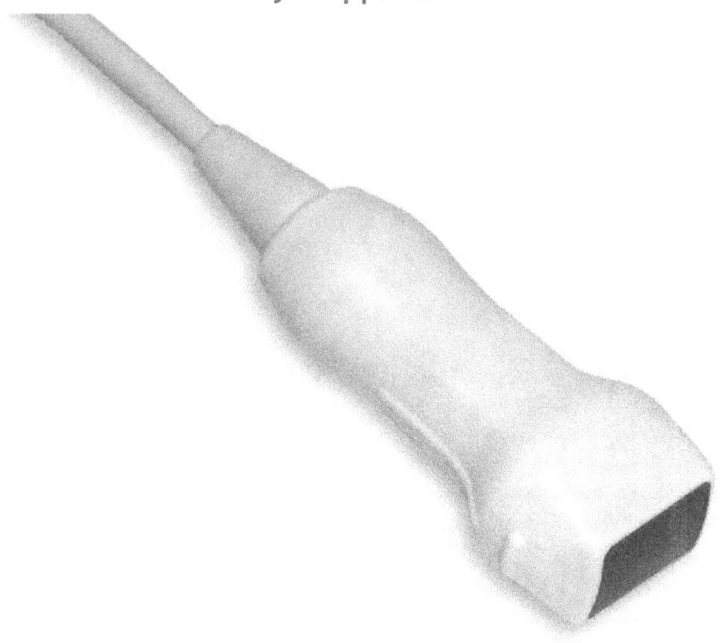

Fig. Sonda fasata "Phased Array" S211 5-1Mhz (Hitachi)

La sonda cardiaca (formato settoriale): è caratterizzata da una limitata superficie di contatto che permette al fascio ultrasonoro di passare attraverso le coste in modo da poter visualizzare il muscolo cardiaco.

Ha le stesse caratteristiche tecniche della sonda convex, in più è possibile variare l'angolo di incidenza del fascio ultrasonoro senza muovere la sonda dalla propria posizione (es. in ambito di ecocardiografia). Il range di frequenze tipico risiede tipicamente tra 1,0 e 3,5 MHz. Sono definite anche come sonde multi-elemento perchè costituiti da numerosi elementi piezoelettrici (anche oltre 500) costituenti una filiera con disegni geometrici variabili (lineare, convex ecc..).

Anatomico: cuore, arco aortico
Disciplina: cardiologia, vascolare

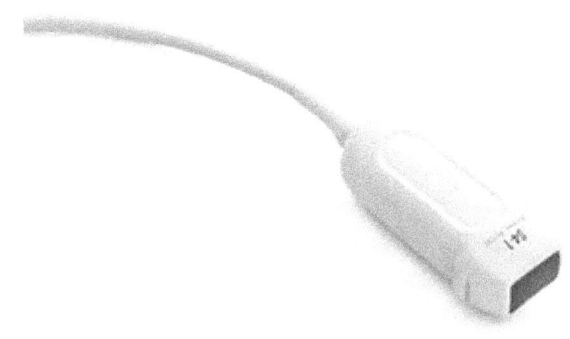

Fig. Sonda fasata "Phased Array" X5-1 per studio cardiaco (Philips)

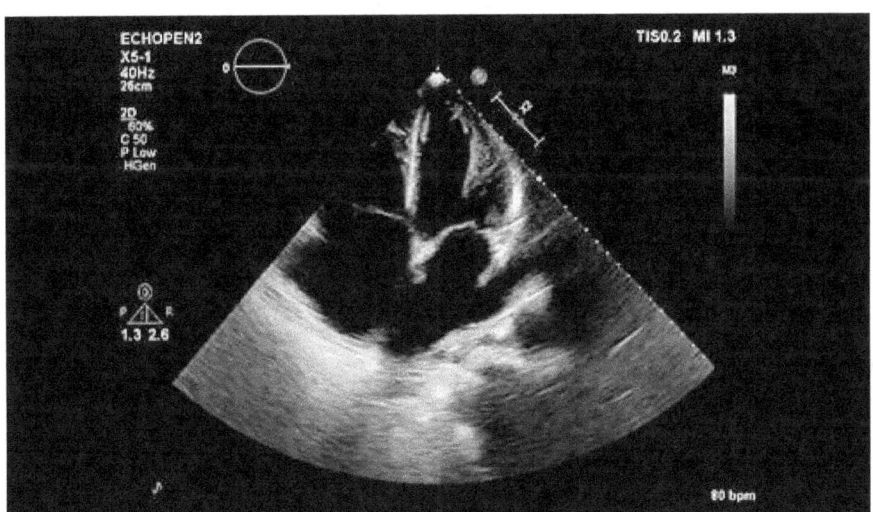

Fig. Sonda Lineare (Philips)

Sonda Volumetrica 3D/4D e applicazioni

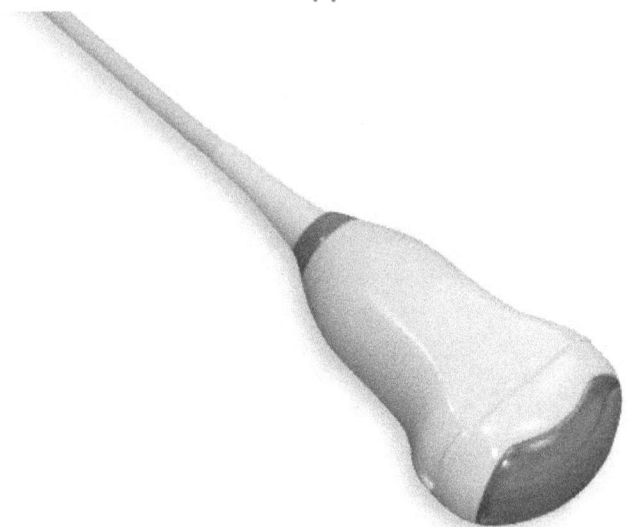

Fig. Sonda Volumetrica 3D VC34 7-2 MHz (Hitachi)

Sono l'evoluzione delle sonde bidimensionali hanno la caratteristica di avere i cristalli disposti su piani diversi in modo di avere un'immagine tridimensionale. L'acquisizione può essere effettuata tramite un 3D statico o 4D (con visualizzazione in tempo reale su schermo, tipicamente utilizzata per i movimenti fetali).

Anatomico: torace (spazi intercostali), addome, organi addominali, prostata, mammella, cuore.
Disciplina: ostetrico/ginecologico, cardiologia, urologia

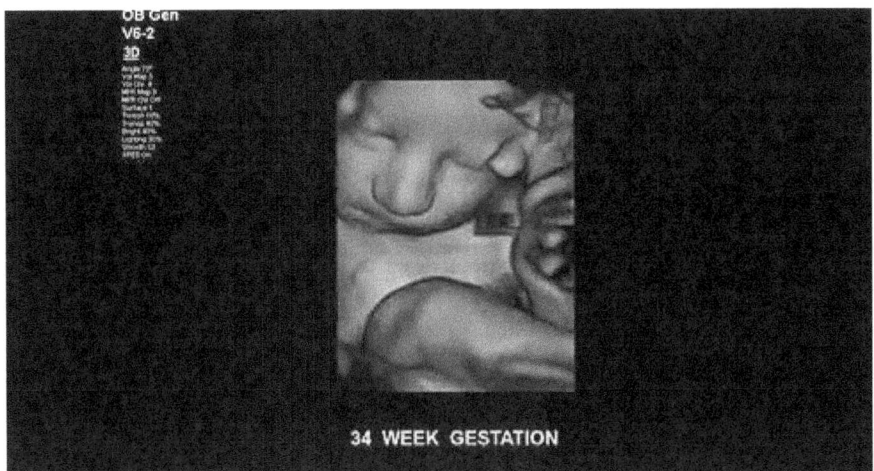

Fig. immagine acquisita con sonda Volumetrica, faccia fetale 34 settimane (Philips)

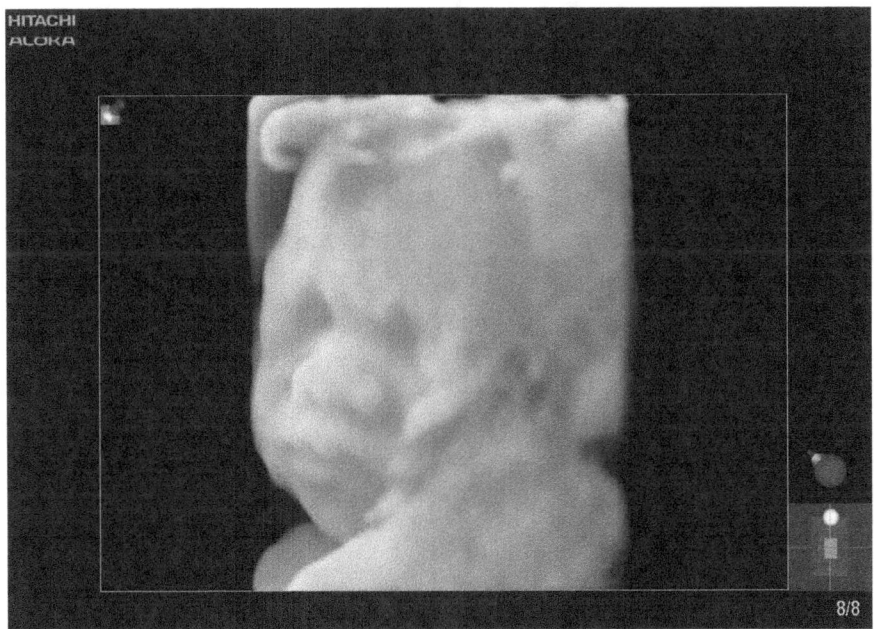

Fig. immagine acquisita con sonda Volumetrica 3D/4D (Hitachi)

Sonde Endocavitarie

Le sonde endocavitarie o intra-cavitarie hanno la peculiarità di trasmettere gli ultrasuoni passando attraverso delle cavità (es. retto, vagina, esofago) per poter studiare da vicino gli organi di interesse (es. prostata, ovaie, utero, cuore).

Si presentano in 3 diverse tipologie: sonda endorettale, transvaginale, transesofagea. Possono essere biplanari e multiplanari, consentendo di ottenere con la stessa sonda scansioni in più piani diversi o "end fire" con disposizione dei cristalli settoriale o convex all'apice della sonda.

Sonda Transvaginale e applicazioni

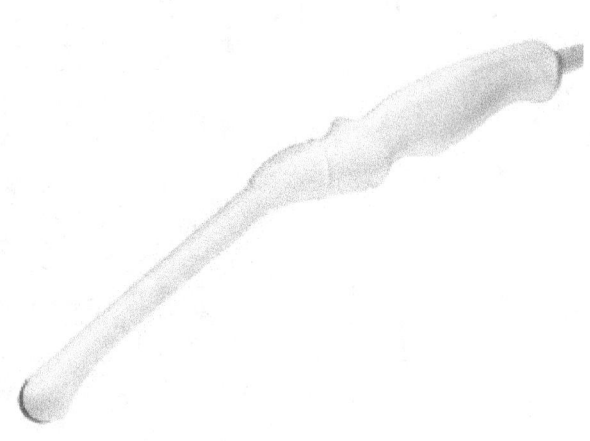

Fig. Sonda endocavitaria Transrettale biplana CL4416R (hitachi)

La geometria esterna di una sonda transvaginale è simile alla sonda convex. Il range di frequenze tipico risiede tipicamente tra 5,5 e 8,5 MHz tuttavia alcune sonde professionali possono raggiungere un range più ampio compreso tra 4,0 e 15,0 MHz.

Anatomico: utero, ovaie, pelvi
Disciplina: urologia, ginecologia

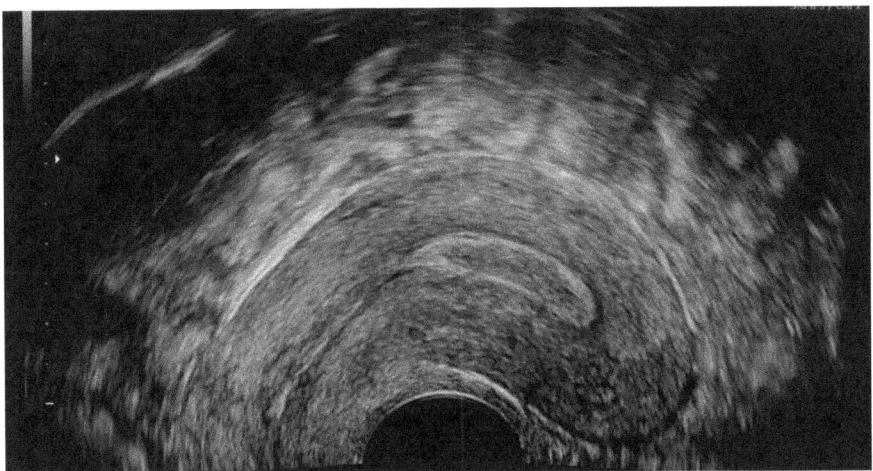

Fig. Sonda Transvaginale in azione (GE)

Sonda Endorettale e applicazioni

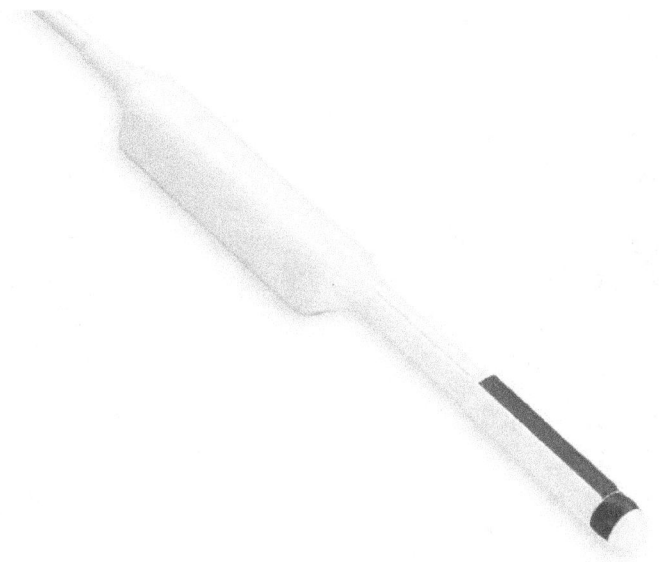

Fig. Sonda endocavitaria endorettale biplana (Hitachi)

Questi tipi di sonde hanno la parte esplorativa laterale. Possono essere di tipo convex oppure bi-planare in modo da utilizzare 2 piani di scansione trasversale e longitudinale tramite immagine convessa (es. tipico 4-9 MHz) e lineare (es. tipico 6-15 MHz) utilizzata in urologia per lo studio del retto. Esistono inoltre le sonde "end-fire" con apice di tipo convex e valutazione multiplanare in grado di rimpiazzare le biplane tramite rotazione laterale.

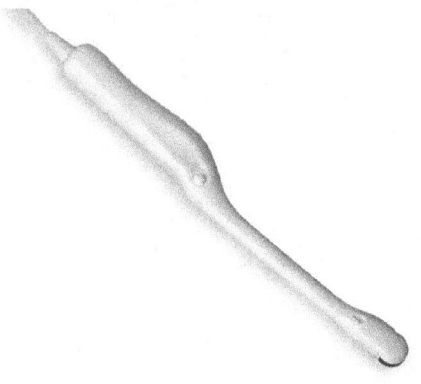

Fig. Sonda endocavitaria endorettale end-fire (Hitachi)

Anatomico: retto, ampolle seminali, prostata
Disciplina: urologica, chirurgica

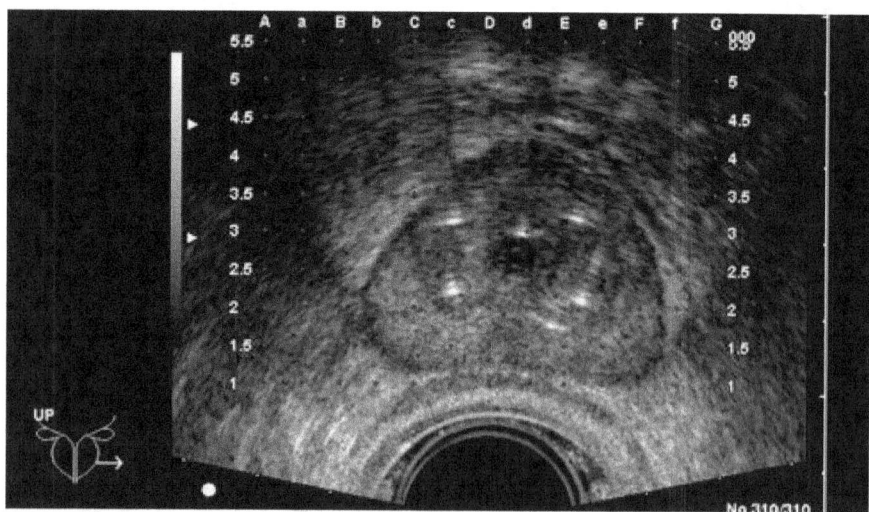

Fig. Finestra acustica prostata (Hitachi)

Sonda Transesofagea e applicazioni

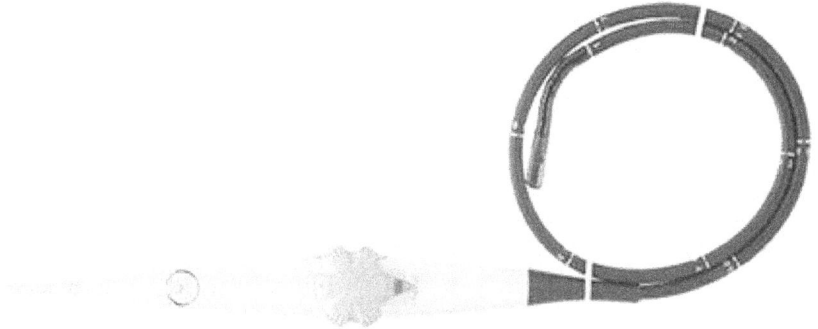

Fig. Sonda endocavitaria TransEsofagea (GE)

La geometria esterna di una sonda transesofagea è simile ad un tubo flessibile, di tipo monoplanare (sezioni trasverse), biplanare (aggiunge le sezioni longitudinali, oltre quelle trasverse) o multiplanare (piano di scansione a 180° attorno all'asse longitudinale). Utilizza manopole rotanti per la mobilità della parte flessibile espressa in gradi (avanti/indietro e laterale). Il range di frequenze tipico risiede tipicamente tra 3,5 e 7,0 MHz. Viene impiegata nello studio del muscolo cardiaco posteriormente. introdotta attraverso l'esofago da cui prende il nome.

Anatomico: cuore
Disciplina: cardiologia

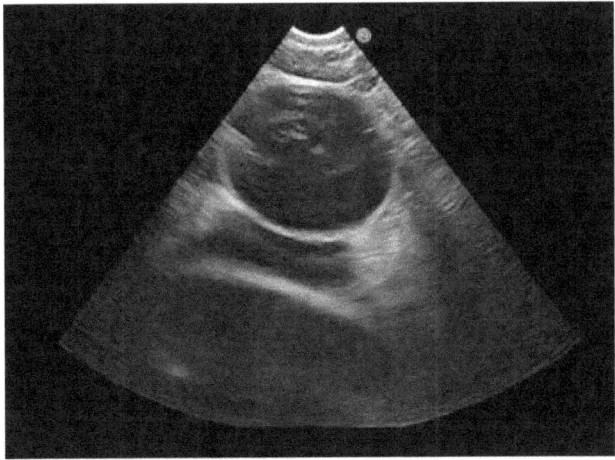

Fig. Imaging Transesofageo (Hitachi)

Guida Rapida all'utilizzo dell'Ecografo

Come settare un ecografo per un primo e veloce utilizzo attraverso i comandi principali.

POSIZIONAMENTI: posizionare correttamente il sistema, il paziente e l'operatore. Si consiglia di diminuire la luminosità nell'ambiente di utilizzo per diminuire l'affaticamento degli occhi regolando il display in modo da evitare eventuali riflessi da illuminazione artificiale. L'operatore dovrà avvicinarsi più possibile al paziente evitando di ruotare il corpo o la testa, evitando di curvare la schiena e utilizzando un eventuale supporto lombare per mantenere la schiena eretta. Il braccio dell'operatore può essere rialzato da un sostegno mantenendo il gomito vicino al corpo, rilassando le spalle ed evitando di stringere troppo la sonda con le dita. E' consigliabile una pausa tra un esame ecografico e l'altro evitando di restare troppo immobili.

PAZIENTE: inserire i dati paziente nel sistema

SONDA: selezionare la sonda adeguata all'esame:
-   Convex: bassa frequenza e risoluzione, ma grande penetrazione (es. 2-5 MHz raggiungono 10-20 cm di profondità)
-   Lineare: alta frequenza e alta risoluzione , ma bassa penetrazione (es. 7-15 MHz raggiungono 1-6 cm di profondità)
-   Phased-Array: bassa frequenza e risoluzione, ma grande penetrazione (es. 1-3 MHz per esame cardiaco)

PRESET: selezionare il preset relativo al distretto anatomico di interesse (es. addome, vascolare, cardiaco, muscolo-scheletrico, ostetrico, pediatrico, piccole parti, ecc…) disponibile per la sonda utilizzata

FREQUENZA: la qualità è inversamente proporzionale alla profondità, quindi avremo una bassa qualità video e rumore per grandi profondità, mentre una maggiore qualità video per piccole profondità. Automaticamente l'ecografo seleziona la frequenza intermedia, oppure quella ottimizzata con il PRESET precedentemente scelto. Solitamente non c'è bisogno di modificarla, sebbene sia possibile.

PROFONDITA': è misurata in cm direttamente sullo schermo, solitamente l'esame è iniziato partendo in profondità e risalendo in superficie fino a centrare nello schermo la regione anatomica di interesse.

GUADAGNO: la regolazione della luminosità (i fluidi dovranno essere scuri, i tessuti molli saranno in scala di grigio mentre alcune parti iperecogene saranno bianche)

MARKER: ogni sonda ecografica ha un punto di repere rappresentato tipicamente da un punto o luce.

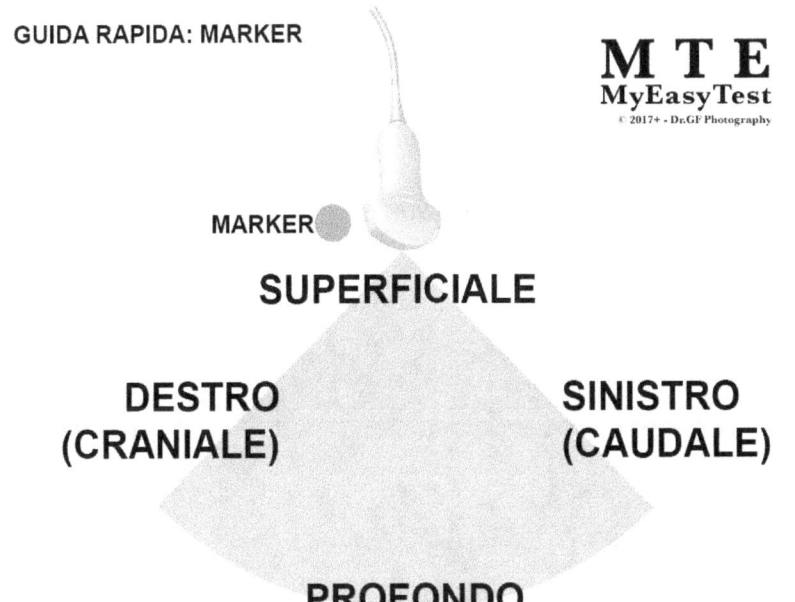

Fig. La parte alta dello schermo è superficiale mentre la parte bassa dello schermo va in profondità.

Come impugnare una Sonda ecografica

Un'impugnatura vicina al corpo del paziente è sempre consigliata al fine di esercitare il giusto rapporto di forza e stabilità: il controllo risulterà essere migliore, fluido e preciso nei movimenti e nelle direzioni da seguire durante l'indagine. E' sconsigliata l'impugnatura nella parte più alta (il collo della sonda) e vicina all'inserzione del cavo, in modo da scongiurare movimenti indesiderati, evitando inoltre l'affaticamento sulle dita e sul braccio dell'operatore.

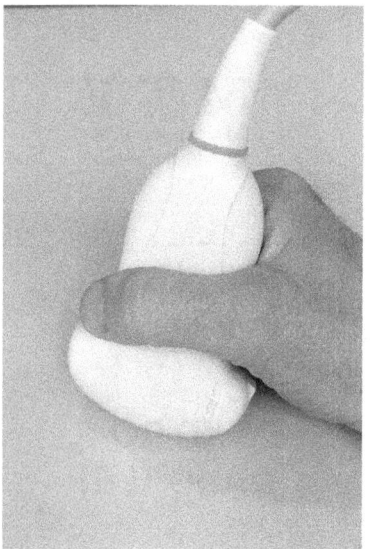 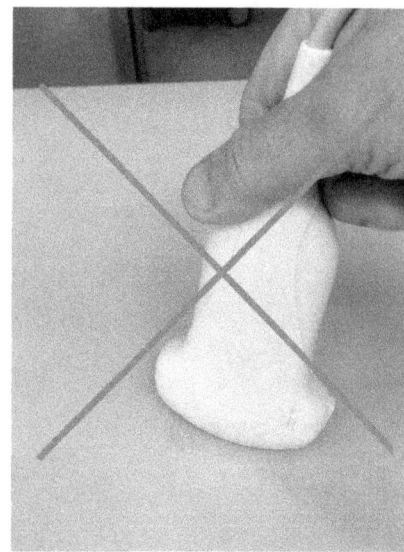

Fig. A sinistra impugnatura corretta, a destra impugnatura errata

Occorre ricordare la presenza del cosiddetto "marker" sempre presente su uno dei 2 lati della sonda: può essere contraddistinto da una sfera, un led luminoso oppure una striscia lineare sopraelevata. Per convenzione il marker corrisponde al lato sinistro dell'immagine a video, sebbene sia possibile modificare questa impostazione standard tramite il menù dell'ecografo. Nell'esame con sonda cardiaca il marker dovrebbe essere orientato verso il lato sinistro del paziente, mentre a video sarà visibile sul lato destro del monitor. Il marker si rivolge in direzione craniale/prossimale per le sezioni longitudinali (asse longitudinale), mentre è rivolto verso la destra del paziente in sezione trasversale (asse trasversale).

Particolare cura deve essere osservata con l'utilizzo delle sonde, in quanto dispositivi fragili.

Utilizzo della Sonda ecografica

La sonda deve essere impugnata con le tre dita Pollice Indice e Medio in maniera stabile tenendo il polso appoggiato alla superficie corporea del paziente. I movimenti della sonda devono essere eseguiti in maniera trasversale e longitudinale, una volta trovato il punto di interesse dovranno essere molto accurati e leggeri muovendo la sonda sugli assi mantenendo lo sguardo concentrato sul monitor.

CONSIGLI PER OTTENERE L'IMMAGINE MIGLIORE

- utilizzare il gel in abbondanza tra il corpo e il trasduttore
- nel caso di utilizzo con guaina protettiva ricordarsi di applicare il gel all'interno della guaina stessa evitando la presenza di bolle d'aria e chiudendo la guaina con un elastico
- premere con forza (compatibilmente con il tipo di superficie e le condizioni del paziente)
- oscurare l'ambiente di lavoro
- accertarsi che la sonda sia perpendicolare alla pelle

LA VISUALIZZAZIONE DELL'IMMAGINE

- Colori
  - Nero - fluidi (compresi sangue urine ecc…)
  - Grigio - tessuti
  - Bianco - ossa
- L'aria distorce le immagini e ciò deve essere evitato
- Riconoscere gli artefatti dalle immagini reali (ombre acustiche dietro oggetti ipoecogeni, incremento immagine riflessa dietro oggetti iperecogeni, riverbero dietro forti superfici riflettenti, immagini a specchio.

SALVATAGGIO E MISURAZIONI

- Premere "freeze"
- Salvare un'immagine
  - Premere 'save'.
  - Premere testo e riportare il nome dell'organo e l'orientamento della sonda.
  - Salvare le immagini di tutte le scansioni come prova di ciò che abbiamo visto

- o Alla fine della scansione quando verrà premuto fine esame le immagini salvate verranno archiviate nella memoria e potranno essere esportate.
- Se vogliamo prendere delle misure.
  - o Premere 'caliper'
  - o una X apparirà sul monitor, spostare la X all'estremità dell'immagine da misurare, premere 'select'.
  - o Una seconda X apparirà sullo schermo, muovila verso la fine della misura dell'immagine che vorrai prendere, ripremi 'select'.
  - o La distanza misurata apparirà sullo schermo.

TIPI DI SCANSIONE

- 'B-mode' o 2D è la scansione standard descritta sopra
- 'M-mode' (Movimento) = Visualizza il movimento lungo una singola linea dello schermo ad ultrasuoni con il tempo, Visualizzata in un modello a forma d'onda in un grafico
  - ❑ Comunemente utilizzata in ecocardiografia
  - ❑ La linea può essere spostata con il cursore
  - ❑ La profondità sul grafico corrisponde all'immagine 'B-mode'
- D-mode (doppler) = misura il flusso del sangue determinando la velocità,
  - ❑ Avremo un suono e un grafico generato dal movimento dei globuli rossi in un punto selezionato sull'immagine del b-mode (questo è usato generalmente per verificare se stiamo visualizzando un vaso venoso o arterioso.
  - ❑ Color doppler, aggiunge il colore all'immagine selezionata, (rosso per il sangue che scorre verso la sonda, blu per il sangue che si allontana dalla sonda
  - ❑ Power doppler, aggiunge il colore all'immagine selezionata, il flusso risulterà di colore rosso\arancio indipendente dalla direzione, l'intensità del colore è proporzionale alla forza del segnale doppler, si può rilevare sensibilità e interferenze del flusso ma non possiamo capire la direzione.

L'area di selezione doppler può essere spostata con il cursore.

Modalità suggerite per tipo di esame

Addome

Valutazione ecografica di eventuali patologie transaddominali su cistifellea, dotti biliari, milza, fegato, pancreas, reni, trapianti, vasi addominali e strutture vicine utilizzando solitamente le modalità 2D, M-mode, Color Doppler, Doppler Pulsato, Power Doppler, Armonica Tissutale.

Cardiaco

Valutazione ecografica di eventuali patologie transaddominali sul cuore, grossi vasi e valvole/camere cardiache utilizzando solitamente le modalità 2D, M-mode, Color Doppler, Doppler Pulsato, Doppler Continuo, Doppler Tissutale al fine di misurare le prestazioni e dimensioni cardiache. La traccia ECG è un utile ausilio al fine di determinare la funzione diastolica e sistolica.

Ginecologico

Valutazione ecografica di eventuali patologie a livello della pelvi/addome inferiore su utero, ovaie e strutture limitrofe utilizzando solitamente le modalità 2D, M-mode, Color Doppler, Doppler Pulsato, Power Doppler, Power Doppler Direzionale, Armonica Tissutale.

Interventistico

Valutazione sia di supporto intraoperatorio e interventistico su procedure di posizionamento interventistiche con i cateteri venosi centrali e periferici, blocchi nervi periferici, biopsia, drenaggio, vasi, raccolta di campioni biologici (biopsia, drenaggio, ovuli) e altre utilizzando solitamente le modalità 2D, M-mode, Color Doppler, Doppler Pulsato, Power Doppler, Power Doppler Direzionale, Armonica Tissutale.

Muscolo-Scheletrico

Valutazione ecografica sulle strutture muscolari e scheletriche, tessuti molli, ernie, linfonodi, seno/mammelle, testicoli, tiroide, compreso esame elastosonografia, strutture anatomiche varie utilizzando solitamente le modalità 2D, M-mode, Color Doppler, Doppler Pulsato, Power Doppler, Power Doppler Direzionale-

Ostetrico

Valutazione ecografica di eventuali patologie a livello del feto, vitalità, età gestazionale, fluido amniotico, peso fetale, utilizzando solitamente le modalità 2D, 3D, M-mode,

Color Doppler, Doppler Pulsato, Power Doppler, Power Doppler Direzionale, Armonica Tissutale.

Pediatrico

Valutazione ecografica di eventuali patologie a livello della pelvi, addome, cuore, anca pediatrica e testa del neonato utilizzando solitamente le modalità 2D, M-mode, Color Doppler, Doppler Pulsato, Power Doppler, Doppler Continuo.

Vascolare

Valutazione ecografica di eventuali patologie a livello dei vasi sanguigni es. vene profonde e superficiale degli arti, vasi addome, arterie carotidee, posizionamento aghi per dialisi, utilizzando solitamente le modalità 2D, M-mode, Color Doppler, Doppler Pulsato, Power Doppler, Power Doppler Direzionale.

Urologico

Valutazione ecografica di eventuali patologie per la ghiandola prostatica maschile utilizzando solitamente le modalità 2D, M-mode, Color Doppler, Doppler Pulsato, Power Doppler.

Misurazioni e Calcoli

Dopo aver acquisito le immagini, l'operatore può effettuare misure e calcoli per visualizzare formule e risultati in base al tipo di modalità utilizzata. Le misurazioni delle distanze sono effettuate tramite un calibro visibile a video (solitamente il simbolo di una croce "+" e poi a seguire altri simboli come "X" per le misurazioni successive alla prima) mediante la congiunzione di una o più linee tratteggiate, mentre per la circonferenza è solitamente utilizzato il simbolo di un cerchio "O".

Nel caso dei calcoli dipende dal tipo di sonda utilizzata e dal tipo di esame effettuato. Di seguito alcune tra le più comunemente utilizzate:

Misurazioni 2D
Area (cm²)
Circonferenza (cm)
Distanza (cm)

Misurazioni M-Mode
Distanza (cm)
Frequenza cardiaca (bpm)
Tempo (s)

Misurazioni Doppler
Velocità (cm/s)
- Vmedia : cardiologia
- Vmax: cardiologia, vascolare, ostetrico, ginecologico, addominale, altro
Gradiente di pressione: cardiologia
VTI (cm): cardiologia
Nota: in una traccia spettrale Doppler acquisita è possibile effettuare una tracciatura manuale oppure automatica della forma d'onda acquisita.

Calcolo Volumetrico
E' il volume della regione d'interesse calcolato dal sistema in base alla misurazione 2D effettuata in precedenza.

Calcolo Flusso Volumetrico
Eseguito con la misurazione 2D (diametro del vaso) e Doppler con corretta insonazione dell'angolo.

Calcolo Mod. Ginecologica

E' possibile misurare le distanze follicolari separatamente.

Calcolo Mod. Ostetrica

Sono vari i parametri misurabili come la stima dell'età ecografica del feto, la data prevista del parto, stima del peso fetale, età gestazionale, ultimo periodo mestruale, indice liquido amniotico, report di analisi crescita.

Calcolo Doppler Mod. Ostetrica

Tra questi figurano il calcolo dell'Arteria ombelicale, Arteria cerebrale media.

Calcolo Vascolare

Si utilizzano dopo aver effettuato le misurazioni vascolari sistoliche e diastoliche sui vasi carotidei al fine di ottenere dei rapporti sulle velocità dei flussi vascolari.

Calcolo Cardiaco mod. 2D e M-Mode

Su Ventricolo Sinistro è possibile calcolare la gittata cardiaca, frazione di eiezione, gittata sistolica, volume sistolico finale, volume diastolico finale, accorciamento frazionale setto interventricolare, ispessimento frazionale della parete posteriore, accorciamento frazionale dimensionale. Questi calcoli dovranno essere preceduti dalle misurazioni della parete ventricolare destra in sistole e diastole, dal setto interventricolare in sistole e diastole, dalla parete posteriore del VS in sistole e diastole, dalla dimensione del ventricolo sinistro e destro in diastole, frequenza cardiaca. Sempre sul Ventricolo Sinistro è possibile calcolare volume, area, frazione eiezione, gittata cardiaca e gittata sistolica misurando la proiezione apicale a 4 e 2 camere, entrambe sia in diastole che sistole. Aorta, Atrio Sinistro che il tratto di efflusso del ventricolo sinistro sono oggetto di misurazione. Altre misurazioni nel protocollo cardiaco potranno essere disponibili in base al dispositivo ecografico in uso.

Calcolo Cardiaco mod. Doppler

Sulla Valvola Mitrale è possibile calcolare la velocità di picco dell'onda "E" e "A", il relativo gradiente di pressione, il Rapporto E:A. Si può inoltre calcolare l'area della valvola mitrale e valutare il tempo di decelerazione (tempo di dimezzamento della pressione).

Sul Tratto di efflusso ventricolare sinistro / Valvola Aortica, / Valvola Polmonare si calcolano l'Integrale della velocità di flusso, la Velocità di picco, il Gradiente di pressione medio e massimo, la Velocità media. Altre misurazioni potranno essere disponibili in base al dispositivo ecografico in uso.

Accessori per Ecografi

Stampanti per ecografi

La stampa di immagini ecografiche avviene generalmente tramite stampanti che utilizzano carta termica in grado di evidenziare maggiormente le tonalità scure che sono una prerogativa delle immagini ecografiche. In questo modo si possono inviare le immagini anche a stampati a colori ed allegare report/referti testuali.

Le moderne stampanti ecografiche possono stampare in bianco e nero oppure a colori, dotate di porta usb o video per il collegamento all'ecografo.

Una moderna stampante ecografica presenta solitamente 2 pannelli esterni fondamentali:

Pannello di controllo anteriore

Anteriormente solitamente i produttori inseriscono un display, comandi di accensione, impostazioni (menu, stampa, taglia carta) e regolazione (es. contrasto, luminosità, avanzamento carta) , cassetto carta

Pannello di controllo posteriore

Nel retro è possibile trovare, oltre la presa di alimentazione:
- il connettore video-IN di tipo bnc (verso l'ecografo)
- il connettore video-OUT di tipo bnc (es. verso monitor esterno)
- connettore USB tipo-B per collegamento all'ecografo
- connettore USB tipo-A per collegamento a devices come pendrive (es. salvataggio immagini), unità flash usb, ecc...
- connettore remoto (dispositivi esterni come il pedale, telecomando, ecc...)

Risoluzioni

In una stampante ecografica troviamo 2 tipi di risoluzione, variando in base al produttore e quindi ai parametri costruttivi.

Per DPI (Dot Per Inches) si intende il numero di punti per pollice. Maggiore è questo numero, maggiore sarà la quantità di informazioni grafiche da restituire in fase di stampa/video, maggiore la risoluzione e la resa finale.

Es. sulle stampanti per ecografi in bianco e nero (B/N) troviamo in commercio prodotti con 325 DPI, mentre le versioni a colori arrivano a 423 DPI.

Le gradazioni di colore per le stampanti in B/N in commercio arrivano a 256 livelli di grigio (8 bit), mentre per quelle a colori sono ottenibili da una palette di colori pari a 16,7 milioni di colori con 256 livelli di colore (8 bit) separati per il ciano (C), magenta (M), giallo (Y).

Risoluzione spaziale

Tramite connettore video:

PAL: es. 720 x 604 (punti)

NTSC: es. 720 x 504 (punti)

Tramite connettore USB: es. 4096 x 1280 (punti)

Risoluzione di stampa

Le risoluzioni di stampa tipiche e alla modalità di stampa selezionata (es. normale o più estesa, ossia panoramica), solitamente è possibile riscontrare le seguenti risoluzioni:

PAL: es. 94 x 71, 100 x 75, 127 x 96, 133 x 99 (mm)

NTSC: es. 94 x 73, 100 x 75, 124 x 96, 130 x 98 (mm)

Formato di stampa

Le stampanti in commercio permettono di utilizzare vari formati di stampa misurati in millimetri:

PAL: es. 94 x 71, 127 x 96, 72 x 96, 75 x 100, 96 x 126 mm

NTSC: es. 94 x 73, 124 x 96 mm

Schede Tecniche Sonde

Di seguito un elenco parziale del vasto parco sonde messo a disposizione dai vari produttori (in questo caso riportiamo sonde dei produttori Philips, GE General Electrics, Hitachi).

Sonde Convex
Convex Philips C5-2: 2-5 MHz
Convex GE C1-5-D: 1-6 MHz
Convex Hitachi C251: 1-5 MHz

Sonde Micro-Convex
Micro-Convex Philips:
Micro-Convex GE 10C-D: 4-12 MHz
Micro-Convex Hitachi UST-987-7.5: 4-10 MHz

Sonde Lineari
Lineare Philips L12-4: 4-12 MHz
Lineare GE ML6-15: 6,5-8,5 MHz
Lineare Hitachi EUP-L52: 3-7 MHz

Sonde Phased-Array
Phased-Array Philips S4-1: 1-4 MHz
Phased-Array GE 3S-RS: 1.7-4 MHz
Phased-Array Hitachi EUP-S70: 1-5 MHz

Sonde Volumetriche 3D/4D
Volumetrica Philips VL13-5: 5-13 MHz
Volumetrica GE RAB4-8-D: 2-8 MHz
Volumetrica Hitachi EUP-CV724: 2-7 MHz

Sonde Endocavitarie Trans-Vaginali
Trans-Vaginale Philips 3D9-3v: 3-9 MHz
Trans-Vaginale GE E8C-RS: 4-10 MHz
Trans-Vaginale Hitachi C41V1: 2-10 MHz

Sonde Endo-Rettali

Trans-Rettale Philips C10-4ec: 4-10 MHz

Trans-Rettale GE E8C-RS: 4-10 MHz

Trans-Rettale Hitachi CL4416R: 10-2 MHz / 14-2 MHz

Sonde Trans-Esofagee

Trans-Esofagea Philips X7-2t: 2-7 MHz

Trans-Esofagea GE 6TC-RS: 2-8 MHz

Trans-Esofagea Hitachi S3ESL1: 2-9 MHz

Bibliografia

- RR Fay. 1988. Hearing in Vertebrates: a Psychophysics Databook. Hill-Fay Associates, Winnetka IL.
- D Warfield. 1973. The study of hearing in animals. In: W Gay, ed., Methods of Animal Experimentation, IV. Academic Press, London.
- EA Lipman and JR Grassi. 1942. Comparative auditory sensitivity of man and dog. Amer J Psychol.
- Pisani R, Liboni W. Principi fisici degli ultrasuoni. In: Ecodoppler vascolare. Rabbia C, De Lucchi R, Cirillo R (Eds). Edizioni Minerva Medica, Torino, 1999.
- De Cobelli F, Vanzulli A, Sironi S, et al: Renal artery stenosis: Evaluation with breath-hold, three-dimensional, dynamic, gadolinium-enhanced versus three-dimensional, phase contrast MR angiography. Radiology 1997.
- HE Heffner. 1983. Hearing in large and small dogs: Absolute thresholds and size of the tympanic membrane. Behav Neurosci.
- Prenatal exposure to ultrasound waves impacts neuronal migration in mice. 2006. Eugenius S. B. C. Ang, Jr , Vicko Gluncic, Alvaro Duque, Mark E. Schafer, Pasko Rakic.
- Diagnostica per immagini dell'apparato urogenitale, Luigi Grazioli.
- Imaging RM della prostata cura di Roberto Passariello, Franco Di Silverio, Valeria Panebianco, Alessandro Sciarra
- Muscle Imaging in Health and Disease
- EFSUMB. New clinical safety statement for diagnostic ultrasound. EFSUMB Newletter 1997.
- RR Fay and AN Popper, eds. 1994. Comparative Hearing: Mammals. Springer Handbook of Auditory Research Series. Springer-Verlag, NY.
- CD West. 1985. The relationship of the spiral turns of the cochlea and the length of the basilar membrane to the range of audible frequencies in ground dwelling mammals. Journal of the Acoustic Society of America.
- Kaarmann H. Transducer technology. In: Bogdan U, Becker G, Sclachetzki F, (Eds): Echo-enhancers and Transcranial Duplex sonography. Blackwell Wiss.– Verlag, Berlin (1998).
- Dauzat M, Laroche JP, De Bray JM, Deklunder G, Couture A, Cesari JB, Barral F. Notions theoretiques et technologiques elementaires. In Ultrasonographie vasculaire diagnostique. Theorie et pratique. Dauzat M (Ed). Edition Vigot, Paris 1991.
- Ermett H. Signal processing in functional and morphological ultrasound imaging. In: Bogdan U, Becker G, Sclachetzki F, (Eds).

- EFSUMB. Tutorial: thermal and mechanical indices. EFSUMB Newsletter 1997.
- Hounsfield GN. Computerized transverse axial scanning (tomography). Br J Radiol. 1973.
- Hricak H. Renal ultrasound. In Sarti DA (ed): Diagnostic ultrasound. Text and cases, 2nd ed. YearBook, Chicago 1987.
- Dubinsky T, Horii S, Odwin CS: Ultrasonic physics and instrumentation. Appleton & Lange's Review for the Ultrasonography Examination. Odwin CS, Dubinsky T, Fleischer AC, Eds. Appleton & Lange, Norwalk, Connecticut, 1993.
- Hedrick WR, Hykes L, Starchman DE: Ultrasound Physics and Instrumentation. Mosby, St. Louis, 1995.

Gli Autori

Amici fin dai tempi dell'Università di Pisa, quando insieme frequentavano lo stesso corso di studio, i Dottori Giuseppe Felitti e Stefano Bovani sono gli autori di questa nuovissima avventura editoriale all'insegna dell'educazione tecnico-scientifica a livello base. Gli argomenti qui trattati vogliono essere un invito rivolto agli operatori sanitari di tutto il mondo, un primo approccio elementare utile per tutti coloro che necessitano di un approccio facile semplice e immediato: da questa idea nasce infatti MYEASYTEST©

Su questo sito il lettore troverà inoltre informazioni tecniche o recensioni riguardo notizie scientifiche oppure più generali legate al mondo della salute e quindi rivolte a tutti.

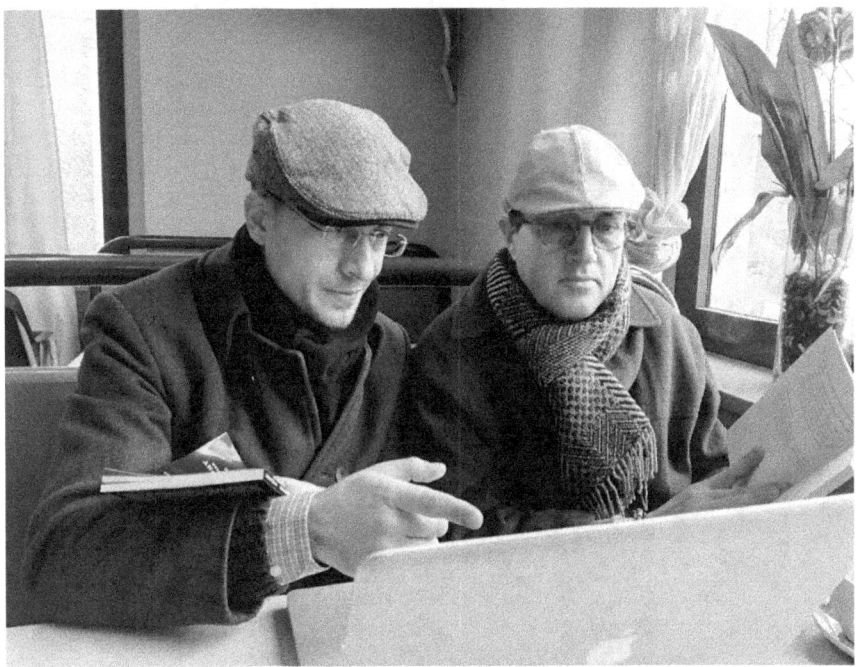

Dott. Giuseppe Felitti   Dott. Stefano Bovani

Non perdere il primo libro della collana MyEasyTest!

Titolo: **"ECOGRAFIA DEL CUORE - l'orientamento per l'ecocardiografista"**
ISBN: 9781326796136

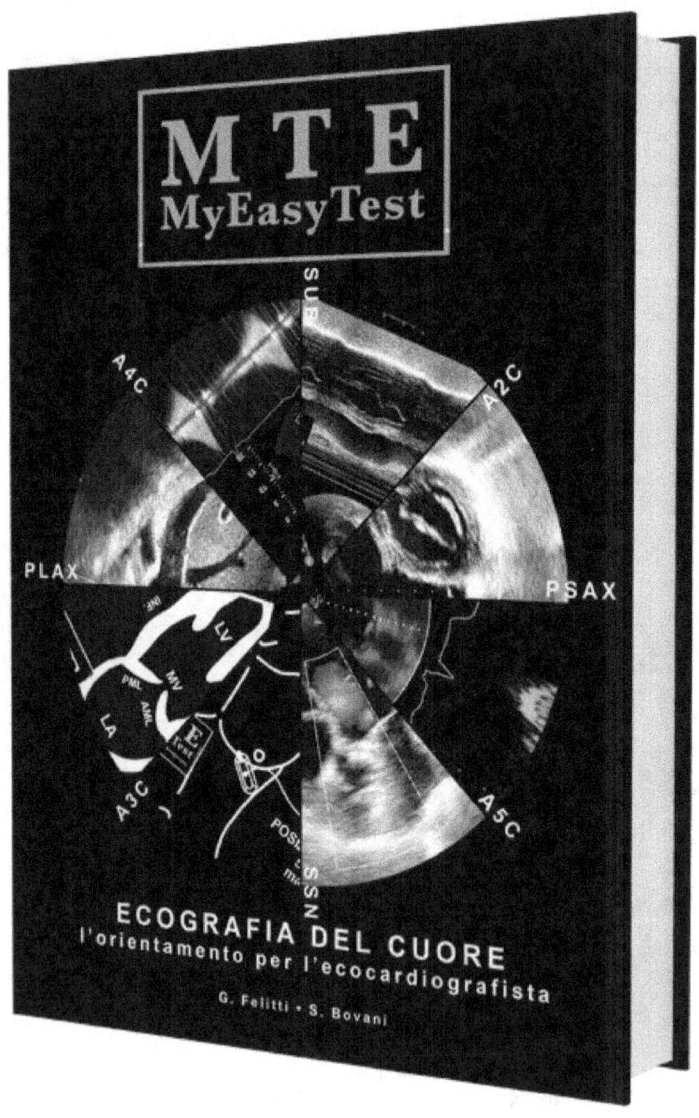